O PERDÃO COMO CAMINHO

...E O CAMINHO DO PERDÃO

Alberto Almeida

O PERDÃO COMO CAMINHO

...E O CAMINHO DO PERDÃO

Jardim das Oliveiras

1ª Edição – 2012.
2ª Edição – 2012.
3ª Edição – 2015.
4ª Edição – 2018.

ISBN 978-85-6897-600-5

Revisão: Madalena Parisi Duart

Projeto gráfico, diagramação e capa: Rones José Silvano de Lima – www.bookebooks.com.br

Publicado por Edicei of America
8425 Biscayne Boulevard Suite 104, Miami, FL 33138 EUA
Telefone: (305) 758-7444 | fax: (305) 758-7449
E-mail: andreia.marshall@ediceiofamerica.com | Site: www.ediceiofamerica.com
Facebook: @EDICEIofAmerica | Twitter: @EdiceiofAmerica

Para a Editora Jardim das Oliveiras
Passagem José de Alencar, Alameda Jardim Oliveira, 01.
Castanheira. CEP 66645-030 – Belém/PA
Telefones: +55 (91) 3119-2873 / 3245-1681
E-mail: jardim@jardimdasoliveiras.org | Site: www.jardimdasoliveiras.org
Facebook: @jardimdasoliveiras | Instagram: jardimoliveiras
Facebook: @albertoalmeidabelem | Instagram: alberto_almeida_belem

Todo o produto financeiro desta obra será integralmente cedido para as obras sociais do "Grupo Espírita Jardim das Oliveiras".

Dados Internacionais de Catalogação na Publicação (CIP)

A447p Almeida, Alberto

O perdão como caminho: ...E o caminho do perdão / Alberto Almeida. – 4. ed. – Fortaleza: Editora Edicei, 2018.

152 p.; 21cm

ISBN 978-85-6897-600-5

1. Espiritismo 2. Psicologia Transpessoal 3. Perdão-Reflexões. I.Título

CDD 133.9
CDU 173

SUMÁRIO

INTRODUÇÃO

Amai vossos inimigos[1] – Jesus.

"O PERDÃO COMO CAMINHO" define o título de uma obra que pretende apresentar o perdão como uma maneira de viver, um jeito de se colocar existencialmente no mundo, considerando que a vida nos demanda, no dia a dia, a arte de amar mais um pouco, na busca de superação dos nossos limites com vista à própria iluminação inadiável. Fica claro que tomar o exercício contínuo do amor – base para o ato de perdoar – é o grande desafio que se coloca neste livro.

Com o subtítulo "... e o caminho do perdão", o livro aspira oferecer passos para se conseguir o perdão pontualmente, diante de cada evento que surja ao longo da nossa vivência corporal. Neste sentido delineiam-se, objetivamente, etapas didaticamente postas, a fim de auxiliar aquele que opta pelo perdão em face de uma demanda específica, como perdoar pai, mãe, filho, cônjuge, adversário, etc.

Fica bem visível que o autoperdão é o chamamento básico para quem quer perdoar a tudo e a todos.

É uma abordagem que inclui uma interface médico-psicológica, em consonância com a visão espírita – oriunda

1 *O Novo Testamento*, Mateus capítulo 5, versículo 44.

de seminários promovidos pela Associação Médico-Espírita do Pará –, objetivando contribuir com aqueles que buscam ampliar o olhar quanto à transmutação*[2] de culpas e mágoas em aprendizados felizes, bem como evitar que estas encrencas se convertam em remorsos e rancores, e se materializem nesta ou em outras vidas como enfermidades físicas, distúrbios psicossociais, transtornos mentais, perturbações espirituais, etc., a exigirem maior cota de esforços na solução dos problemas agora muito mais complexos.

Não se trata de uma exegese* mística ou teológica, tampouco um estudo estritamente técnico-acadêmico; é um esforço de partilha sobre conteúdos de vida tão importantes quanto o é *o pão nosso diário*[3].

A fonte fundamental de onde se extraiu esta oferenda singela foi aquela exarada nos ensinos de Jesus e de Allan Kardec, em associação com a experiência profissional no campo médico e psicoterapêutico.

Devido à extensão do livro, ficou adiado para publicação posterior material complementar, à guisa de ampliação e maior detalhamento do capítulo 15, sobre a teoria e a prática acerca dos exercícios capazes de viabilizar melhor "... o caminho do perdão".

Esta obra é, apenas, uma renovação de um convite que vem se repetindo há dois mil anos: ***Bem-aventurados os misericordiosos, porque eles receberão misericórdia.***[4]

ALBERTO RIBEIRO DE ALMEIDA
Belém, 10 de fevereiro de 2012.

---

2 Todo asterisco implica que o significado da palavra está no final do livro.

3 *O Novo Testamento*, Mateus capítulo 6, versículo 11.

4 *O Novo Testamento*, Mateus capítulo 5, versículo 7.

Capítulo 1

CONCEITO: O QUE É O PERDÃO? E O QUE NÃO É?

Pai... perdoa-nos as nossas dívidas, como também perdoamos nossos devedores.[5]

Quando se fala em perdão, habitualmente, não se tem o real significado do que representa esta virtude, deturpando-se a sua importância, seja por caracterizá-lo demasiadamente transcendente*[6], inacessível, seja por banalizá-lo como algo de pouco esforço, de efetivação simplória.

Tudo depende da forma de se olhar para o perdão.

O olhar que configura o perdão como inatingível o desumaniza, tornando-o atributo apenas dos santos e, por isso, distanciando-o daquele que mais tem necessidade dele: o ser humano em marcha. Nessa perspectiva, nem se cogita de perdoar, por ser algo aparentemente inalcançável.

---

5 *O Novo Testamento*, Mateus capítulo 6, versículo 12.

6 Todo asterisco implica que o significado da palavra está no final do livro.

De modo inverso, quando se vulgariza o seu conceito, passa a ser arremedo de virtude, quando não, máscara* escondendo fragilidades diversas. Nessa circunstância, trata-se o perdão como um conjunto de palavras ditas a esmo, superficialmente, nas quais o coração não toma parte.

Longe desses extremos indesejados, situa-se o perdão como virtude a exigir esforço contínuo na sua concretização, capaz de propiciar ao ser humano um crescimento sobre si mesmo, de modo que acene para uma trans-humanização* reveladora de sua característica de ser espiritual em eterno movimento de ascensão.

Tudo porque o perdão é antes uma viagem, do que um porto de chegada. É também um ato, mas é, sobretudo, um hábito de caminhar. É um processo, não só um estado de ser circunstancial.

A própria etimologia traduz sua significação: do latim *perdonare*, de *per-*, "total, completo", mais *donare*, "dar, entregar, doar".

Do mesmo modo que as palavras *pernoitar* (atravessar a noite), *percurso* (percorrer o trajeto totalmente), o *perdão* sugere uma inteira doação, um caminho completo de doação.

Portanto, perdoar é fazer uma trajetória de amor ao longo de um tempo necessário para dissolver um rancor e/ou um remorso. O amor é o substrato, a matéria-prima do perdão.

Fundamentalmente, perdoar é ser desafiado ao amor–misericórdia no exercício da doação. O rancor e/ou a culpa tóxica apresentada pela pessoa exige, para ser eliminada, uma cota (dose) de amor que supere o contingente de sofrimento.

Metaforicamente, numa escala de zero até 10, se você apresenta nível de amor 05, não se magoará, nem se culpará quando estas emoções estiverem abaixo deste patamar, por exemplo, 03 ou 04. Porém, se a necessidade exigir 06, você não conseguirá perdoar; precisará de tempo para melhorar seu escore, seu volume de amor para alcançar, pelo menos, 06. E para chegar a esta posição, necessitará de tempo e esforço no treino amoroso para superar a exigência apresentada.

Por isso Jesus afirmou: ***"E quem te compelir a caminhar uma milha, vai com ele duas"***[7]; ***"E, ao que te houver tirado o manto, nem mesmo a túnica recuses"***[8]. Perdoar é amar além do requisitado, é cobrir a demanda apresentada, é doar mais amor do que o solicitado.

Esta caminhada para ser concluída pode durar, por exemplo, um minuto, um dia, uma semana, um mês, um ano, uma década, uma vida... ou muitas vidas, dependendo de três variáveis: a gravidade atribuída à falta estabelecida, a vontade de perdoar, e a capacidade de amar para se efetivar o perdão.

a) A gravidade da falta

No sentido material e literal, há diferentes gradações de gravidade no reconhecimento de erros: pela destruição de um copo; de uma TV; de um carro; de uma casa. No âmbito existencial, acontece de modo similar...

Entretanto, a falta é sempre relativa ao significado que atribuímos à dor, pois que um mesmo evento lesivo é consignado de forma diferente, conforme a avaliação de quem experimenta o sofrimento. O que para um é dano leve, pode para outra pessoa ser considerado crueldade.

b) A capacidade de amar

A competência atual para amar e a disponibilidade em ampliar esse sentimento viabilizam o perdão, encurtando o tempo de conflito.

---

[7] *O Novo Testamento*, Mateus, capítulo 5, versículo 41.

[8] *O Novo Testamento*, Lucas, capítulo 6, versículo 29.

c) A vontade de perdoar

O desejo e a vontade de mobilizar maior cota de amor para facear o limite imposto pela mágoa e/ou culpa ajudarão a definir quanto tempo será preciso para se transpor as próprias limitações e continuar seguindo na trilha do perdão.

Deste modo, conforme estes três fatores – tamanho da lesão, nível de amor acumulado e vontade de perdoar –, a pessoa fica estagnada na estrada da vida e fixada na dor, ou avança, transmutando o sofrimento em aprendizado, fazendo um caminho amoroso até atingir o portal da própria libertação.

* * *

Resumindo:

Perdão não é para os arcanjos. Eles já se iluminaram através do amor. Perdão é caminho de crescimento para aqueles que necessitam aprender a amar um pouco mais.

Perdão não é atitude de aparência, cunhada com palavras brilhantes, objetivando ganhar elogios sociais. Perdão é compromisso com a própria consciência, a fim de alcançar paz interior.

Perdão não é conivência* com o equívoco próprio (ou de outrem). Antes, é assumir as responsabilidades decorrentes do erro, reparando-o.

Perdão não é manifestação exterior, pobre de aprendizado, buscada magicamente. Perdão é um caminho para o interior, na direção do próprio coração, a fim de se efetivá-lo à custa de esforço contínuo.

Perdão é também estação de chegada; mas é, sobretudo, como chegar ao terminal. Logo, é uma caminhada pela qual avançamos cotidianamente, para um dia alcançar... o portal da própria iluminação.

Capítulo 2

A CULPA TÓXICA E O RANCOR

Hipócrita! Retira primeiramente a viga do teu olho, e então verás (em profundidade) para retirar o cisco do olho do teu irmão[9]

A culpa e a mágoa são as duas faces que se contrapõem ao perdão.

Primariamente, o remorso é a agressividade dirigida a si mesmo; o rancor, ao outro.

O remorso fala de uma transgressão à lei divina observada quando se age em prejuízo do próximo ou de algo, gerando sofrimento ou desarmonia para fora de si, com igual reflexo para a própria consciência.

Em idênticas circunstâncias, em sentido contrário, sucede quando é o outro quem age lesando-nos, gerando sofrimento ou prejuízos para nós, podendo aí se instalar o rancor contra aquele que também violou a lei de amor.

O remédio é o autoperdão e o heteroperdão, respectivamente, para a culpabilidade e o ressentimento.

Quando o espírito se detém na culpa, ocorre a presença do remorso indesejável e nocivo àquele que o carrega, por se constituir em culpa tóxica.

---

9 *O Novo Testamento*, Mateus, capítulo 7, versículo 5.

A culpa só é desejável quando se apresenta como arrependimento, ou seja, o "cair em si", o "dar-se conta de", abrindo espaço para um novo movimento da alma em direção à ação reparadora.

Todavia, no extremo oposto ao cultivo tóxico da culpabilidade está a pessoa que não faz contato com a culpa, mesmo equivocando-se gravemente; não demonstra nenhum incômodo com seus erros, podendo, desse modo, estar revelando a presença de uma sociopatia* caracterizadora de um transtorno mental de alta complexidade.

* * *

Reconcilia-te (...) depressa com teu adversário, enquanto estás no caminho com ele; para que o adversário não te entregue ao Juiz, e o Juiz te entregue ao Oficial, e sejas lançado na prisão. Amém vos digo que de modo nenhum sairás dali até que restituas o último quadrante*[10] é a advertência de Jesus para os que desejam viver em harmonia, livres do peso amargo da culpa e/ou mágoa.

A sentença é de uma clareza meridiana. Divide-se em dois movimentos bem distintos.

* * *

O primeiro movimento: ***Reconcilia-TE...*** É a parte que nos cabe, na medida em que desejamos seguir o caminho do perdão. É um apelo para que façamos a nossa parte, aquela que diz respeito somente a nós mesmos, independentemente do outro com quem conflitamos.

---

[10] *O Novo Testamento*, Mateus, capítulo 5, versículos 25 e 26.

Esta etapa fala da nossa relação conosco mesmos, do trabalho interno à revelia do outro, que permanece apenas como espelho através do qual nos enxergamos; é fazer conosco aquilo que só nós podemos concretizar: o autoperdão.

Este caminho é individual, intransferível, inalienável*. É percorrido a despeito de nosso adversário tomar ciência ou não, concordar ou não, estar perto ou distante. Tudo só depende de nós. É trabalho de autorreconciliação, de autoamor, exigindo às vezes muito tempo para a construção do autoperdão gerador de paz interior.

Portanto, é tratar o remorso e/ou rancor que pesadamente carregamos.

* * *

Ainda no primeiro movimento, aprofundando e visando a uma análise didática, foquemos, exclusivamente, a culpa.

A citação evangélica – ***Reconcilia-TE***– revela que habitualmente cometemos erros (ensaios ao aprendizado), posto que o chamado não se restringe à conciliação, mas sim à reconciliação, caracterizando haver reincidência nos equívocos.

Importa saber se há limites para repetirmos os erros que terminam por nos imputar remorsos.

A resposta está na indagação de Pedro ao Cristo:

– Quantas vezes meu irmão pecará contra mim e eu o perdoarei? Até sete vezes?[11]

Esta era a medida do seu limite para indultar alguém: sete. Mas como a verdade tem mão dupla, logo este também era o número de vezes que Pedro precisaria do perdão dos outros.

---

[11] *O Novo Testamento*, Mateus, capítulo 18, versículo 21.

Simão, tomando a si mesmo como referência, estabeleceu que seria capaz de perdoar até sete vezes, como a sugerir, inconscientemente, que erraria no máximo até sete vezes, necessitando, portanto, de igual número de perdões dos outros e, por extensão, de autoperdões para concretizar o ***reconcilia-TE***.

O Mestre, no entanto, demonstrou o quanto Pedro não se conhecia, pois que pretendia limite muito ousado para si mesmo. E faz uma nova proposta para a aritmética do perdão de Simão, assinalando:

– ***Não te digo que até sete vezes, mas até setenta vezes sete***[12].

E Jesus tinha razão, de vez que, somente na casa do sumo sacerdote, ele negaria o seu Mestre três vezes, sem falar dos momentos que antecederam o aprisionamento, quando ele dorme mais de uma vez no Monte das Oliveiras, e, ao despertar, fere a orelha do soldado que vem prender o Cristo, em frontal contradição aos ensinos de mansidão e brandura recebidos de Jesus.

Jesus, considerando a fragilidade dos seres humanos, aproveita a ocorrência com o discípulo para propor as ***setenta vezes sete***, indicando a natureza recorrente de falibilidade que caracteriza a humanidade ainda em nível de evolução precária.

Igualmente, deixava implícito aos Pedros-humanos que não só precisaríamos perdoar ***setenta vezes sete***, mas que, e, sobretudo, seríamos capazes de errar em igual montante[13], carecendo do perdão dos outros indefinidamente.

Desta fala de Jesus pode-se deduzir ainda outro ensinamento, num exame mais atento do dia a dia:

---

[12] *O Novo Testamento*, Mateus, capítulo 18, versículo 22.

[13] O Consolador, resposta 338.

– Quantas vezes, pelo mesmo motivo, explodimos em cólera contra um ente querido, ficando, em seguida, carentes de repetidos perdões?

– Quantas crises mórbidas de ciúme, ferindo a pessoa amada, fazem-nos implorar por incontáveis desculpas?

– Quantos episódios repetidos de maus-tratos ao nosso corpo, pela ingestão de substâncias declaradamente nocivas fazem-nos pedir sucessivos perdões ao cérebro?

– Quantos vícios, afetando-nos a saúde pelos prejuízos ao equilíbrio biológico, fazem-nos reiterar súplicas de misericórdia ao corpo?

– Quantas encrencas por falta de camaradagem com colegas de trabalho impõem-nos renovados pedidos de desculpas?

Enfim, parece que precisamos de ***setenta vezes sete*** perdões para CADA UMA DAS ÁREAS FRÁGEIS da nossa vida, posto que incorremos NOS MESMOS ERROS, reeditamos os mesmos ensaios... até fazermos a fixação de um aprendizado.

Assim sendo, seja a culpa, seja a mágoa, o *reconcilia-TE* significa darmos conta da parte que nos compete num conflito, assumindo a responsabilidade pela cota que nos diz respeito; sem transferi-la ou delegá-la a ninguém, como é usual fazermos projetando* nossa encrenca sobre outras pessoas (adversário, pai, mãe, filho, amigo, etc.), ou sobre os astros, os espíritos, a má-sorte, ou, ainda, sobre a profissão, a cidade, Deus...

* * *

O segundo movimento: *reconcilia-te... COM TEU ADVERSÁRIO.*

Aqui entra em cena o outro pelo qual nos sentimos lesados (rancor), ou a quem lesamos (remorso).

O ***adversário*** pode ser alguém (cônjuge, pai, mãe, filho, família, sócio, vizinho, etc.), mas pode também ser algo (nosso corpo, um país, uma profissão, uma doutrina, etc.).

Neste momento, entra em jogo a relação com o ***adversário***, ou seja, um contato com o outro. Requer, por isso mesmo, uma ação de busca do outro, a fim de se estabelecer a segunda etapa da reconciliação.

É desse modo que se cuidará da mágoa presente nas relações como uma energia agressivo-destrutiva, trazendo nomes e tons variados: raiva, ressentimento, ódio, cólera, etc.; ou, então, se tratará da culpabilidade que comparece com tonalidades conhecidas sob os nomes de remorso, pesar, compunção*, contrição, etc.

Aqui, precisamos de uma interação com aquele que ocupa a posição de ***adversário.*** É a ação de ir ao encontro do outro, precisando da sua participação e cumplicidade, para se efetivar o perdão total.

Naturalmente que o sucesso dessa busca, nesta etapa, depende também do outro, já que ele é chamado a participar ativamente da construção do perdão, "estendendo a mão". É construção a dois, solidária, de parceria.

Se houver disponibilidade de ambos para uma aliança, um acordo, então se fará (***enquanto estás a caminho)*** uma jornada de perdão, até que se conclua o desatamento dos nós do sofrimento, com a dissolução das mágoas/culpas e o (re) estabelecimento dos laços de harmonia e de paz.

Contudo, caso o outro protagonista rejeite o reencontro, evitando o contato por ainda não se encontrar receptivo à aproximação e à conciliação, sejamos aquele que guarda a consciência pacificada de quem, após se reconciliar consigo próprio, ousou ir ao encontro do seu irmão para efetivar o perdão, buscando o equacionamento justo da pendência.

Respeitemos, portanto, o arbítrio* do outro, quando este se decida a evitar o reencontro, seja qual for o motivo da sua recusa. Como não nos compete violentar a vontade de ninguém, cabe, apenas, o silêncio de quem optou por fazer a sua parte, ficando em paz.

Logo, em fazendo o segundo movimento, nós nos libertamos do rancor e/ou do remorso, e concluímos internamente o perdão, com ou sem a participação do outro.

Assim procedendo, futuramente não será necessária a presença do ***juiz*** (a consciência), nem do ***oficial de justiça*** (os bons espíritos), tampouco da ***prisão*** (um novo corpo, uma nova reencarnação) para a solução das contendas que ficaram pelo caminho.

* * *

Capítulo 3

O QUE ESTA POR TRÁS (O PORQUÊ) DOS REMORSOS E DOS RANCORES

Ai de vós, escribas e fariseus, hipócritas, que vos assemelhais a sepulcros caiados, os quais se mostram vistosos por fora, mas por dentro estão cheios de ossos de mortos e de toda impureza.14

Qual o maior obstáculo ao progresso? Resposta: ***O orgulho e o egoísmo...***[15]

O orgulho e o egoísmo são os dois gigantes que estruturam as matrizes de onde derivam os remorsos e os rancores, impedindo-nos de avançar.

O orgulho reflete egoicamente* a insegurança, a baixa autoestima*, a desvalorização, a fragilidade de que a pessoa se vê possuída.

---

14 *O Novo Testamento*, Mateus, capítulo 23, versículo 27.

15 O Livro dos Espíritos, questão 785.

O egoísmo* traduz a carência em que a alma se encontra, buscando compensação* de fora para dentro, valendo-se de coisas e de pessoas que devem gravitar em torno do seu ego*, posto que se mostre pobre, vazio, faminto.

Por isso os espíritos são categóricos, afirmando:

Que cada um, portanto, empregue todos os esforços a combatê-lo em si (o egoísmo), certo de que esse monstro devorador de todas as inteligências, esse filho do orgulho é o causador de todas as misérias do mundo terreno.[16]

Eis as soluções para os correspondentes problemas, assinaladas com clareza: ***Caridade e humildade, tal a senda única da salvação. Egoísmo e orgulho, tal a da perdição. Este princípio se acha formulado nos seguintes precisos termos: Amarás a Deus de toda a tua alma e a teu próximo como a ti mesmo.***[17]

* * *

O pecado está bem conceituado no idioma grego clássico como "hamartia" que, traduzido, significa "errar", "errar o alvo". Pecar é um erro de orientação; é fazer uma tentativa, um ensaio e se equivocar. Portanto, pode se constituir numa forma de aprendizado através daquilo que não se deve fazer, acumulando-se, assim, mais experiência.

Na perspectiva espírita, o espírito faz o seu périplo* evolutivo a partir da atualização do seu potencial divino, em permanente expansão, mediado pelas reencarnações. A cada encarnação vale-se de um ego* estruturador de uma personalidade com a qual vai vivendo em contato com o mundo

---

16 O Evangelho segundo o Espiritismo, capítulo X, item 11.

17 Idem, capítulo XV, item 5.

físico, com a sociedade e com as pessoas de per si, vivenciando e ampliando seu patrimônio espiritual no eterno vir a ser.

É por meio dessas relações que ele vai desabrochando suas claridades internas oriundas do próprio Criador, dando seguimento à sua trajetória evolutiva desde ***o átomo primitivo até o arcanjo, que também começou por ser átomo.***[18]

Neste permanente vir a transcender surgem os impasses entre o ego*, representando a personalidade humana de cada encarnação, e a sua essência espiritual manifesta como ***uma chama, um clarão, ou uma centelha etérea...*** "[19] É comum a luta entre o humano e o espiritual, entre o ego* e a centelha etérea, a personalidade e a dimensão transcendente, o passageiro e a eterna claridade.

Aqui repousa a base dos nossos maiores conflitos existenciais, ao longo das nossas reencarnações.

Caso o ego* se feche ao cristo interno, o ser se fragmenta e surge um descompasso evolutivo, já que a pessoa se fragiliza, passando a pecar, ou seja, a errar o alvo.

Quando o eu humano (ego) domina a cena no palco da vida, comandando o script* existencial, surge o "egocentramento" em detrimento do "cristocentramento". Nesta circunstância, manifestam-se os subprodutos do ego: egolatria*, egotismo, egoísmo, orgulho, etc.

Se o ego* cede ao EU superior (centelha etérea)[20], a vida flui e o indivíduo avança sem sofrimentos. Aqui, o deus interno conduz o ego que se lhe submete, fazendo despontar os seguintes subprodutos: o amor a si mesmo, o amor ao outro, o amor à Terra; a caridade, o altruísmo*, etc.

---

[18] O Livro dos Espíritos, resposta à questão 540.

[19] Idem, questão 88.

[20] Momentos de Meditação, capítulo 4.

Quase todos os sofrimentos humanos derivam da prevalência da personalidade sobre o EU (o clarão) interior.

Quando os interesses do ego hiperinflado são contrariados, podem surgir mágoas; e mesmo quando são atendidos, por não lograrem conferir plenitude ao seu possuidor, geram desconforto e dor.

Assim, observa-se, no dia a dia, a pessoa com a suscetibilidade egoica atingida, quando alguém: nega-lhe um capricho; não a convida para um evento importante; não lhe corresponde ao afeto; trai-lhe a confiança; rouba-lhe coisas; decepciona-lhe a amizade; mostra-se ingrato; exclui-a de um grupo; não lhe presta um favor; não lhe paga um dinheiro tomado emprestado, etc.

Em face dessas atitudes do outro, que são ora involuntárias ou inconscientes, ora ações deliberadamente conscientes, o indivíduo pode se sentir lesado, caso escolha reagir egoicamente, em vez de agir a partir do cristo interno que fala da nossa natureza divinal.

Idêntico processo se dá no aparecimento da culpa tóxica, uma vez que é o ego – gerador e mantenedor do egoísmo e do orgulho, ao se mostrar incapaz de aceitar e acolher o seu próprio erro, a sua derrota, a decepção consigo mesmo –, que reage com o remorso demolidor.

Desse modo, identifica-se, no cotidiano, o indivíduo de manifestação egoica frágil afetar-se, profundamente, ao ter que enfrentar o resultado negativo dos seus próprios ensaios, de seus comportamentos abusivos e violentos, de suas traições e mentiras, de suas chantagens e manipulações, de suas invejas e ciúmes, de seus ódios e vinganças, etc.

Daí ser oportuna a fala de Fénelon:

O egoísmo assenta-se na importância da personalidade. Ora, o Espiritismo, bem compreendido, repito, mostra as coi-

sas de tão alto que o sentimento da personalidade desaparece, de certo modo, diante da imensidade. Destruindo essa importância, ou pelo menos a reduzindo às suas legítimas proporções, ele necessariamente combate o egoísmo.[21]

Quando compreender bem que no egoísmo reside uma dessas causas (causas de seus males e que o infelicitam), a que gera o orgulho, a ambição, a cupidez, a inveja, o ódio, o ciúme, que a cada momento o magoam, a que perturba todas as relações sociais, provoca as dissensões, aniquila a confiança, a que o obriga a se manter constantemente na defensiva contra o seu vizinho, enfim, a que do amigo faz o inimigo, ele compreenderá também que esse vício é incompatível com a sua felicidade... E quanto mais haja sofrido por efeito desse vício, mais sentirá a necessidade de combatê-lo, como se combatem as pestes, os animais nocivos e todos os outros flagelos. O seu próprio interesse a isso o induzirá.* [22]

Quando a pessoa vive a partir do cristo interno conduzindo o ego, não há espaço para culpabilidade nem ressentimentos, porque mantém em dia o trato moral ao egoísmo e ao orgulho, alicerces das mágoas e das culpas, ambas invasivas.

Rancores e remorsos só surgem quando a pessoa atua a partir do ego desconectado do cristo interno. E somente ao se reconectar com o seu deus interior será possível o perdão a si mesmo e ao outro.

---

[21] O Livro dos Espíritos, resposta à questão 917.

[22] O Livro dos Espíritos, comentário à resposta da questão 917.

Capítulo 4

AS CONSEQUÊNCIAS DO NÃO PERDÃO

E nenhum deles (pardais) cairá sobre a terra sem (consentimento) do vosso Pai. Todos os cabelos da vossa cabeça estão contados. Portanto, não temais. Vós valeis mais do que muitos pardais.[23]

A física moderna, quando apresenta seus estudos sobre a natureza da matéria e o conceito de campo, vai se aproximando do que o Espiritismo ensina por meio dos seus estudos sobre o espírito e os fluidos.

A matéria é uma manifestação da energia condensada, segundo a física de altas energias.

Bem afirmaram os espíritos a Allan Kardec: ***a matéria existe em estados que ignorais***[24]***... O que chamais molécula, longe ainda está da molécula primitiva***[25]***... O que vos parece***

[23] *O Novo Testamento*, Mateus, capítulo 10, versículo 29 até 31.

[24] O Livro dos Espíritos, resposta 22.

[25] Idem, resposta 34.

vazio está ocupado por matéria que vos escapa aos sentidos e aos instrumentos.[26]

Para além do conceito de campo ensejado pela física moderna, o Espiritismo revela a atmosfera fluídica formada a partir dos fluidos irradiados pelo espírito através do seu corpo espiritual – o perispírito* – afetando o corpo material, concreto, e seu ambiente existencial.

Os fluidos traduzem de modo fiel como estamos interiormente no cultivo dos nossos pensamentos e sentimentos, descrevendo, assim, nossa realidade mais recôndita, mais íntima.

Escreve Allan Kardec: *Sendo esses fluidos o veículo do pensamento e podendo este modificar-lhes as propriedades, é evidente que eles devem achar-se impregnados das qualidades boas ou más dos pensamentos que os fazem vibrar, modificando-se pela pureza ou impureza dos sentimentos.*

(...) Sob o ponto de vista moral (os fluidos), trazem o cunho dos sentimentos de ódio, de inveja, de ciúme, de orgulho, de egoísmo, de violência, de hipocrisia, de bondade, de benevolência, de amor, de caridade, de doçura, etc.(...) O quadro dos fluidos seria, pois, o de todas as paixões, das virtudes e dos vícios da Humanidade e das propriedades da matéria, correspondentes aos efeitos que eles produzem.

(...) este (perispírito), a seu turno, reage sobre o organismo material com que se acha em contacto molecular. Se os eflúvios são de boa natureza, o corpo ressente uma impressão salutar; se são maus, a impressão é penosa. Se são permanentes e enérgicos, os eflúvios maus podem ocasionar desordens físicas; não é outra a causa de certas enfermidades.[27]

---

[26] Idem, resposta 36.

[27] A Gênese, capítulo 14, itens 16, 17 e 18.

O perdão, por este nível de expressão, fala da dinâmica interna do nosso ser afetando, mormente pela propriedade perispiritual de irradiação-absorção, aqueles com quem nos enredamos na teia dos remorsos e/ou rancores, de tal jeito que podemos ser percebidos pelo outro considerando a lei de sintonia.

Dessa maneira, entendemos que estamos mergulhados numa teia energética, e que é impossível queimar uma árvore sem afetar a floresta, nem se pode destruir um roseiral sem afetar uma constelação de estrelas; que há uma íntima ligação do cérebro com o coração, como também entre pensamento e molécula, sentimento e célula, perdão e saúde. (vide no final do capítulo "A dinâmica da culpa – mágoa a partir do Ego").

* * *

Maria, em plena psicoterapia, tratava de um relacionamento de namoro terminado há mais de dois anos, mas inacabado emocionalmente para ela, em face de mágoas resultantes da convivência.

A sessão fora demasiadamente mobilizadora de lembranças dolorosas, evocadas com lágrimas ressentidas por tudo quanto sofrera nas mãos do antigo parceiro, não obstante ela hoje já estivesse casada com outro homem e sem contato com o ex-namorado desde que se transferira de cidade, havia dois anos.

Encerrado aquele encontro terapêutico, qual não foi sua surpresa ao consultar o telefone: estava na secretária do seu celular uma ligação estabelecida justamente no momento em que ela fazia sua catarse emocional.

Surpreendida, indagava se seus pensamentos e sentimentos o teriam acionado a mais de três mil quilômetros, já que não se comunicava com ele havia mais de dois anos, desde que se mudara de cidade.

Quinze dias depois, em circunstâncias similares, em novo encontro terapêutico, o assunto voltou a ser tratado com a mesma intensidade emocional, vindo à luz as mágoas ainda presentes.

E o que parecia ter sido coincidência, se repetiu: o ex-namorado voltou a telefonar na hora da sessão, deixando mensagem na secretária do telefone, mesmo sem ele ter recebido resposta ao seu contato anterior, posto que Maria preferira ignorar o telefonema, não lhe dando retorno.

Eventos tais se repetem todos os dias de forma ostensiva ou sutil, revelando esse mundo energético – fluídico – em que estamos mergulhados e sistemicamente conectados, independentemente de distâncias físicas e temporais, estando no corpo ou fora dele.

Quando odiamos, acionamos o outro que, se estiver no mesmo padrão vibratório nosso, se ressente, pois que o nosso "telefonema" reverbera quando há sintonia.

Contudo, se a nossa energia deletéria – de ressentimento e/ou de culpabilidade – é capaz de atingir, contaminar alguém fisicamente bem distante que conosco se alinhe no mal, o que não dizer dos efeitos perniciosos no corpo em que nos apresentamos, de vez que este é o próximo mais próximo de nós mesmos?

O que sucede àquele que derrame ácido nas mãos próprias para lançá-lo no outro, na expectativa de vingar-se?

Obedecendo ao mesmo princípio, quando perdoamos alcançamos não só aqueles que se deixam tocar pelo nosso amor quando dão consentimento para que ressoe em sua alma a sinfonia do bem; mas também, e, sobretudo, o próprio instrumento biológico em que nos expressamos se beneficia da energia amorosa de que se reveste o ato de perdoar.

O perdão é um ato energético.

Semelhantemente à luz que se acende na escuridão da noite que, além de iluminar feericamente* o lugar de onde nasce, alcança alguém que a mire pela janela de um avião há mais de onze mil quilômetros de distância, o perdão aciona fluidos vibrantes capazes de criar um campo vibratório, repercutindo desde a estrutura do ser agenciador desse campo até as pessoas e as regiões mais longínquas.

O perdão impacta beneficamente, principalmente, o epicentro* de onde nasce; porém, não se limitando à pessoa que o gera, irradia-se como oferenda para quantos, no entorno, escolham igualmente usufruí-lo, como o botão de uma flor que ao se abrir perfuma-se, para, em seguida, espraiar seu aroma incondicionalmente, tanto ao colibri voejando no céu como ao pântano atado à terra. (vide no final do capítulo "A dinâmica da culpa – mágoa a partir do EU").

4.1. Consequências psicosocioemocionais

Se o teu irmão pecar contra ti, vai argui-lo entre ti e ele somente.[28]

As repercussões do rancor e/ou da culpa envenenadora em nível psicológico podem se restringir às emoções, ou podem alcançar o nível mais refinado do campo mental, desorganizando a estrutura psíquica.

Na emocionalidade, manifesta-se através de dificuldade egoica ao transitar nas relações interpessoais, pelo acúmulo de lixo emotivo que traz para a interação com seus interlocutores.

Todo ressentimento e/ou remorso retido afeta a comunicação pela inadequação com que a pessoa se coloca não somente perante o outro com quem se encrencou, mas também

[28] *O Novo Testamento*, Mateus, capítulo 18, versículo 15.

quanto às suas relações sociais em geral, como mecanismo de transferência da sua desestruturação interior.

Assim, surgem silêncios ruidosos, agressividade excessiva, complexo de superioridade, tristeza imotivada, medo exagerado, perfeccionismo, autocomiseração, complexo de inferioridade, mesquinhez, falas contundentes, distanciamentos nocivos, aproximações invasivas, etc., tudo revelando conteúdos não devidamente elaborados, porque foram colocados "embaixo do tapete" e, como tal, transparecem no dia a dia, ou, então, irrompem abruptamente fazendo um estrago.

O problema (rancor/culpabilidade) não tratado fica atuando, consciente e inconscientemente, de forma negativa na vida, gerando conflitos variados.

Quantas pessoas modelam verdadeiros estilos psicológicos a partir das culpas e/ou mágoas retidas e acumuladas, determinando:

– homens violentos, porque arregimentaram mágoas na infância;

– mulheres deprimidas por não terem diluído a culpa pós-aborto provocado;

– jovens rebeldes, com ressentimentos surdos pela forma como estão sendo desqualificados por seus pais ao longo da adolescência;

– idosos amargos, pois não conseguiram retirar do coração remorsos retidos ao longo de toda uma existência;

– pessoas armadas de tantas mágoas acalentadas dia a dia;

– esposos com ciúme mórbido, após traição que não foi seguida de perdão;

– pais ansiosos ao extremo, por remoerem o fato de não terem logrado êxito em lidar na educação dos filhos;

– crianças tristes, por mal compreenderem a dor-ressentimento de ser abandonadas por pais relapsos.

Enfim, pessoas de todas as idades e classes sociais, cultas e ignorantes, religiosas ou não, que sustentam o fardo pesado do azedume, da depressão, do medo, da intolerância, do ódio, da inflexibilidade, etc., por carregarem, muitas vezes, conteúdos de culpa e/ou de mágoa como geradores e alimentadores destes comportamentos.

Contudo, a culpa, como o ressentimento, pode assumir graves proporções, de modo a atingir a dinâmica mental e comprometer a sua funcionalidade, desde manifestações simples até transtornos psiquiátricos.

Portanto, a presença do não perdão pode afetar, ainda que de forma singela, uma ou mais das funções psíquicas, quais sejam: o pensamento, a memória, a concentração, a atenção, a afetividade, o critério de juízo, a inteligência, etc.

Em âmbito de maior complexidade, o remorso e/ou o rancor intensos estruturam patologias variadas no vasto capítulo da psiquiatria, para esta existência ou para outras futuras, como, por exemplo, nos transtornos da personalidade e da conduta, da ansiedade e do humor, chegando mesmo até as desorganizações mais graves, quais sejam as da esquizofrenia e do autismo.

4.2. CONSEQUÊNCIAS PSICOESPIRITUAIS

> ***Jesus disse-lhes (aos discípulos): este gênero (de espírito) de nenhum modo pode sair, senão com oração...***[29]

O plutônio*, o césio* e o urânio* são temíveis, pelo seu teor de radioatividade, capaz de lesar mortalmente a quem os manuseie ou a quem deles se aproxime. Longe estamos de aferir o poder mortífero do remorso e da mágoa para aquele que

[29] *O Novo Testamento*, Marcos, capítulo 9, versículo 29.

os retém na alma, espalhando seus efeitos nocivos para quantos se acheguem sintonizando com suas frequências destruidoras.

Tudo é sintonia no Universo.

Guardar resíduos deletérios, como o ressentimento e a culpabilidade, é o mesmo que fermentar lixo tóxico a exalar miasmas*, atraindo companhias de igual afinidade para estabelecer simbioses* similares àquelas percebidas entre os detritos pútridos e as moscas varejeiras, o monturo* e os abutres.

Basta avaliarmos aquilo que cultivamos em torno da *mágoa*, para identificar quais tipos de espíritos atraímos como potenciais obsessores espirituais: a animosidade sintoniza-nos com entidades hostis; a raiva conecta-nos com os espíritos violentos; o ódio chama sicários* cruéis; a vingança mobiliza espíritos assassinos...

Em igual circunstância, o culto ao redor do *remorso* enseja conexão com entidades espirituais infelizes, estabelecendo quadros obsessivos reforçadores da culpabilidade, ou indutores de estados outros lastimáveis, quais são o autodesprezo, a autocondenação, a autoflagelação, a depressão... a indução ao suicídio.

Não é suficiente afastar os obsessores na tentativa de situá-los como os causadores dos desastres psicoespirituais que nos alcançam: *não adianta espantar as moscas, é necessário cicatrizar as feridas.*

Portanto, o trabalho é de autoevangelização, curando--nos as feridas da nossa casa mental através do perdão, e assim preenchendo-nos a alma de amor, de vez que, como bem afirmou Jesus[30], ***quando o espírito impuro sai do homem, atravessa lugares áridos, procurando repouso, e não encontra. Então diz: Voltarei para minha casa, de onde saí. Após vir, encontra-a desocupada, varrida e adornada. Então sai, e traz consigo ou-***

---

30 *O Novo Testamento*, Mateus, capítulo 12, versículo 43 até 45.

tros sete espíritos piores do que ele, e, entrando, habitam ali. E torna-se o último (estado) daquele homem pior que o primeiro.

4.3. Consequências biológicas

> ***Eis que te tornaste são, não mais peques para que não te suceda algo pior.***[31]

Longe estamos de avaliar a extensão das consequências do não perdão.

Toda atitude psicológica de fixação demorada no cultivo da culpabilidade ou da mágoa acarreta, além das alterações psicoafetivas mencionadas, distonias energéticas que caminham, inevitavelmente, para o corpo, nesta ou noutras encarnações. (vide no final do capítulo 8 o quadro "Predisposição mórbida e Invasão microbiana").

As disfunções psicoemocionais do espírito atuam no perispírito, que se ressente pela má qualidade dos pensamentos e das emoções cheios de remorso e/ou de rancor.

O perispírito, afetado nas áreas em que a mente se fixa desequilibrada, afeta o fluido vital (duplo etéreo) e, consequentemente, a harmonia do corpo, a princípio como mera sensação subjetiva de desconforto, depois como disfunção orgânica e, finalmente, como alteração lesional propriamente dita.

As doenças se apresentam com feição infecciosa (vírus, bactérias, fungos, etc.), como processos degenerativos, manifestações congênitas, distúrbios autoimunes, dentre outras formas patológicas, à maneira de escoadouro que drena do campo sutil (corpo espiritual) para o organismo biológico (corpo físico), na direção da saúde da alma (busca do per-

---

[31] *O Novo Testamento*, João, capítulo 5, versículo 14.

dão). Iniciando ou concluindo, assim, um longo caminho do perdão, conforme se trate, respectivamente, de um espírito rebelde e recalcitrante, ou de alguém que, mesmo tendo feito uma razoável jornada de perdão, não conseguiu evitar a materialização do residual remorso/ressentimento (enfermidade), em face de não ter logrado, em tempo hábil, a transmutação* total de dor em aprendizado por meio do amor-misericórdia.

Os primeiros (os revoltados e renitentes*) estão apenas iniciando a caminhada do perdão; daí a doença representar amargo sofrimento expiatório, ao qual se seguirão outras etapas igualmente desafiadoras.

Os segundos (os menos resistentes, mais dóceis) finalizam, pela moléstia, o seu processo libertador, ganhando o direito de ser novamente livres, marchando mais desembaraçadamente em direção ao Criador.

Portanto, exclusivamente aqueles que usam do amor dispensam essas repercussões orgânicas (enfermidades), porque eliminam hostilidades e ódios dos outros, bem como suas próprias faltas e culpas pela via do amor-perdão, transformando as encrencas em aprendizados muito antes que suas consequências possam atingir a indumentária orgânica. Prescindem da enfermidade-pedagógica, porque se valem do ***amor que cobre a multidão de pecados.***[32]

---

[32] Bíblia Sagrada. Epístola de Pedro, capítulo 4, versículo 8.

A Dinâmica da Culpa- Mágoa a partir do EGO

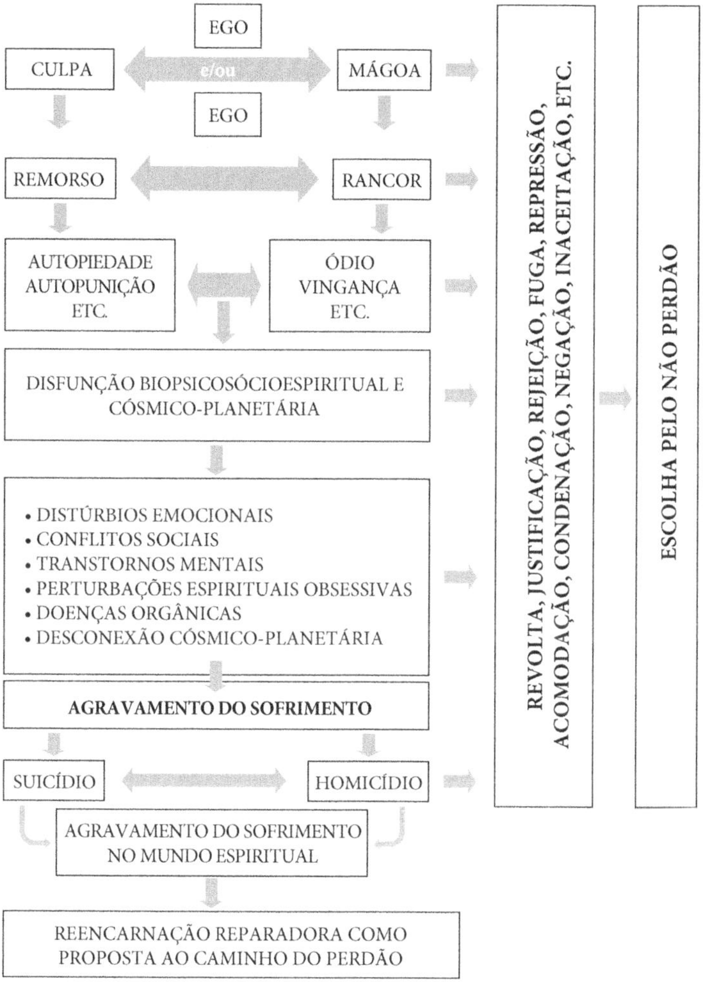

A Dinâmica da Culpa- Mágoa a partir do EU

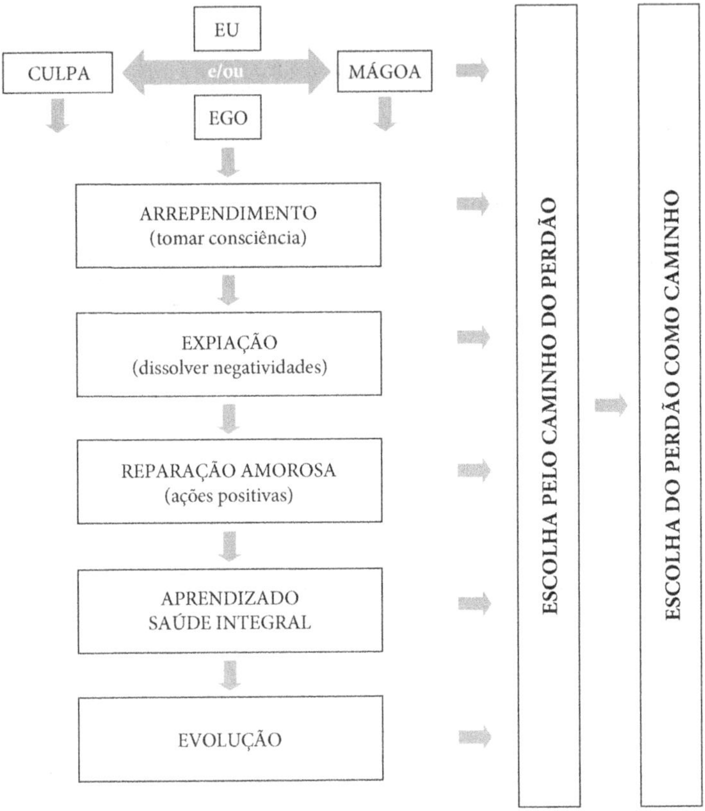

Observação:

EU= Cristo Interno = Buda Interior = Átma = Self Transpessoal = Eu Superior, Eu Divino, etc.

Capítulo 5

O AMOR COMO BASE PARA O PERDÃO

> *Ouvistes que foi dito: "Amarás o teu próximo", e "Odiarás o teu inimigo". Eu, porém, vos digo: Amai os vossos inimigos...*[33]

O amor é a substância básica que enseja o perdão. É a essência que dá existência e consistência à materialização do perdão. É diretamente proporcional: quem mais ama, mais perdoa; quem menos ama, tem menos capacidade de efetivá-lo.

Para entendermos a dinâmica deste amor que alicerça e pavimenta a estrada do perdão, é necessário percebermos que o amor traz adjetivações que caracterizam sua força em várias nuanças propiciadoras do "doar mais" (per-doar), em face de cada situação apresentada, a exigir maior ou menor cota de doação.

Para isso, é justo recordemos a divina conferência feita por Jesus, que ficou conhecida como o "Sermão da Montanha". Naquela oportunidade, o Divino Galileu propõe os

[33] *O Novo Testamento*, Mateus, capítulo 5, versículos 43 e 44.

passos indispensáveis para o sucesso do perdão e de suas manifestações em diferentes matizes (filhos): indulgência, tolerância, desculpa, paciência...

O Mestre canta as bem-aventuranças – cujo significado, em grego é estar-se *em marcha, caminhando* – na seguinte ordem: ***Bem-aventurados os pobres em espírito, porque deles é o Reino dos Céus. Bem– aventurados os aflitos, porque eles serão consolados. Bem-aventurados os mansos, porque eles herdarão a terra. Bem-aventurados os que têm fome e sede de justiça, porque eles serão saciados. Bem-aventurados os misericordiosos, porque eles receberão misericórdia.*** [34]

Eis a plataforma de amor para a edificação do monumento do perdão.

A primeira premissa é a humildade; a segunda, as lágrimas; a terceira, a mansuetude; a quarta, a justiça; e, por fim, a misericórdia.

O caminho do perdão evoca cinco passos amorosos para o alcance do seu desiderato*.

* * *

O primeiro passo: a humildade.

A humildade se afirma fundamental, de vez que o orgulho é uma grande matriz do não perdão. Ele nos impede de amar, pois que nos encarcera em suas malhas, impedindo-nos a mobilidade libertária e adiando a abertura do coração à vida.

A humildade nos restitui a conexão com o Criador, restaurando o fluxo do amor através da Fonte Parental em que passamos a nos apoiar.

---

34 *O Novo Testamento*, Mateus, capítulo 5, versículo 3 até 7.

A humildade nos permite reconhecer quem somos – nem mais, nem menos: não supondo ter um valor de que realmente não dispomos, e, tampouco, não nos julgando pessoas imprestáveis.

Ela se contrapõe ao orgulho que, por insegurança, nos imputa uma imagem irreal de quem somos, estabelecendo deformados valores, falsos méritos, pseudovirtudes, etc. Enfim, tudo o que faz modelar uma autoestima não verdadeira. Esta forma frágil de se colocar no mundo nos distancia do perdão, que reclama coragem e persistência, a fim de se processar o conteúdo conflituoso.

A modéstia, ao contrário, nos oferece outro caminho, evitando a fuga para o mecanismo de defesa que a prepotência* vaidosa propõe.

Pela humildade, estabelece-se um contato mais real conosco, rompendo com uma autoimagem distorcida de nós mesmos, facultando– nos a conexão com o nosso real valor e com um autêntico bem-querer, já que assumimos nossa sagrada origem, identificando-nos como filhos do Altíssimo.

Esta percepção nos livra da armadilha do orgulho, que tenta nos apresentar como seres perfeitos, e não em aperfeiçoamento contínuo; como pessoas prontas e acabadas, e não como espíritos em evolução, ainda em construção.

Portanto, esse olhar nos dá energia e bravura, determinação e perseverança para acolhermos nossas falhas e, por extensão, a daqueles que caminham conosco, visto que somos todos alunos na escola da vida, inclusive compromissados em aprender com os nossos erros e os dos outros.

A humildade quebra a rigidez da frieza do orgulho, abrindo espaço na alma para nos ligarmos com a emoção.

* * *

O segundo passo: as lágrimas.

O orgulho abatido abre campo para a expressão da emoção. A dor tem a chance de se manifestar de uma forma mais saudável, rumo à cura. Quando aprisionada na prepotência, a dor se converte em sofrimento silencioso, através de uma defesa egoica que se refugia em armaduras de não perdão sob nomes respeitáveis: honra, dignidade, justiça, etc.

Agora, não! A dor pode ser dor e deixar de se eternizar como sofrimento. Não precisamos mais nos esconder de ninguém. Podemos chorar porque erramos, ou porque nos sentimos lesados no coração. Estamos autorizados a prantear, sem a vergonha de ter errado, pois somos apenas aprendizes; e sem a queixa contumaz de termos sido feridos por alguém – o outro também está matriculado na mesma universidade da vida.

Choro sem cristalização* na dor e distante do desespero.

Podemos deixar que as lágrimas purifiquem nossos espíritos da culpa intoxicante, dissolvam nossas mágoas, depurem nossa alma do excessivo orgulho...

Sustentados no amor-humildade (jugo suave) e aliviados pela desoneração* da agonia acumulada (fardo pesado) podemos, então, continuar caminhando no amor em direção à misericórdia.

* * *

O terceiro passo: a mansidão.

A mansuetude desponta indispensável na sedimentação do caminho do perdão.

É habitual que, magoados, nos apoiemos na companhia da raiva como expediente primeiro na resolução do conflito, quando nos percebemos feridos. É quase instintivo que surja uma reação agressivo-destrutiva na expectativa de equacionar* a lesão sofrida.

Quando assim procedemos, sem mansidão, perdemos a razão se a tínhamos, porque no mínimo nos igualamos ao outro, quando não nos excedemos em represálias exageradas, passando de vítimas a algozes, e, deste modo, invertendo as posições dentro do conflito.

Por outro lado, quando somos os protagonistas da atitude infeliz e não dispomos de serenidade, corremos o risco de reagir inconsideradamente contra nós mesmos, agravando a culpa em vez de eliminá-la. Movidos pelo remorso, sem mansidão, tomamos decisões precipitadas, dizemos coisas de que logo nos arrependemos, escrevemos verdadeiros libelos* contra nós mesmos – tudo porque atuamos acionados pela raiva de nós mesmos, sem a leveza que a brandura confere.

Diante de uma ocorrência que suscite culpa e/ou mágoa, há que ter serenidade. Sobretudo para evitar um impulso inadequado, sob pena de termos que nos lamentar, expressando justificativas: "perdi a cabeça"; "quando percebi, já tinha falado"; "me precipitei"; "agi cegamente"; "puxa! não deveria ter soltado os cachorros"; "quando me dei conta, já tinha feito"; "não segurei a onda"; "se arrependimento matasse, eu estaria morto", etc.

Doutras vezes, emergem sentimentos destrutivos, guardados a partir de eventos antigos que suscitaram rancor e/ou remorso, e que se exprimem, agora, desproporcionalmente, como fúria, ódio, vingança... homicídio; ou então, autodesprezo, automortificação, exposições a perigos visando à autodestruição... suicídio.

Nessas ocorrências, a mansidão deve se apresentar fazendo uma contenção (como braços de mãe), a fim de que não se espalhem essas negatividades enquanto tomamos fôlego para avançar na sua dissolução.

Brandura não significa passividade.

A mansuetude pode não solucionar, por si mesma, a culpa e/ou a mágoa, mas detém seu alastramento; não evita a dor, porém impede sua fermentação. Enfim, previne o emaranhamento que agrava a problemática, ensejando* ambiente e tranquilidade para uma terapia transformadora e, desse modo, facilitando que o perdão continue a sua marcha.

* * *

O quarto passo: a justiça.

Se alguém nos violenta, sentimos necessidade de restaurar a harmonia interior quebrada como impositivo de justiça consciencial.

De modo similar, a consciência nos exige reparação justa quando lesamos a outrem.

É o fluxo da Justiça Cósmica impressa em nossa alma, como esclareceram os espíritos sobre a indagação de Allan Kardec[35]:

Pergunta: ***Onde está escrita a lei de Deus?***

Resposta: ***Na consciência.***

Instala-se uma sede e uma fome de justiça na alma, a nos impulsionar para a reparação por meio do perdão, propriamente dito, para si mesmo ou para o outro, sem inflexibilidade nem lassidão*, sem dureza nem permissividade.

* * *

O quinto e último passo: a misericórdia.

Esta é mãe do perdão, propriamente dito.

---

35 O Livro dos Espíritos, questão 621.

A misericórdia é a arte de sentir a vida pela via profunda do coração. É a experiência do sentimento que se desborda para a vida. Fala de uma dimensão que se comunica por esse centro vital (chacra* cardíaco). É a nossa identidade sentimental, a tal ponto que, quando falamos sobre quem nós somos, levamos a mão ao peito, num gesto inconsciente de confirmação.

Logo, sentir com a misericórdia implica envolver-se em compaixão. Compaixão para consigo mesmo, eliminando culpas tóxicas; compaixão para com o outro, exterminando ressentimentos.

Nesta instância, o caminho do perdão, mediado pelo amor que lhe serve de matéria-prima, atinge o ponto culminante de sua realização por meio da misericórdia.

Surgem os movimentos restauradores de autocura: autoperdão com atitudes reparadoras em relação àqueles que sofreram a nossa ação negativa, infeliz; aloperdão*, pela finalização dos passos na jornada do perdão ao outro que nos feriu a alma.

São ações que nos restituem a alegria de viver; que nos devolvem a liberdade e a paz interior perdidas; que nos facultam assimilar novos aprendizados e avançar rumo a outros desafios evolutivos.

* * *

Por todo o dito, percebe-se que a caminhada no perdão requer a amorosidade como fundamento, estabelecendo-se nas cinco etapas referidas como adjetivações ao amor: amor-humildade, amor-pranto, amor-mansidão, amor-justiça e amor-misericórdia.

Há profunda correlação entre Jesus e Kardec, quando este propõe três movimentos da alma para alcançar o perdão.

A humildade corresponde ao arrependimento; o choro equivale à expiação; e a misericórdia, à reparação. Donde se conclui que a dinâmica do perdão deve integrar muito bem estes três níveis de conteúdos amorosos.

A despeito de eles se apresentarem numa sequência, essas etapas não se mostram estanques, separadas; antes, ao contrário, precisam estar sempre integradas de modo sincrônico*, viabilizando o perdão até a sua conclusão.

Pode suceder, pois, que mesmo aceitando humildemente a encrenca (arrependimento), possamos conter o pranto (a catarse*) evitando avançar no movimento expiatório necessário.

Ou então, pode acontecer que depois de termos vivenciado a humildade e o choro (arrependimento e expiação, respectivamente), nos detenhamos no passo seguinte, não permitindo que a compaixão se manifeste como expressão da misericórdia, ficando a reparação comprometida e o perdão inacabado.

Mas, se conseguirmos articular as cinco potências amorosas da alma, de forma sinérgica, lograremos alcançar a conclusão do perdão com suas consequências inevitáveis de crescimento, leveza, graça, plenitude, paz... Talvez por isso Jesus encerre as bem-aventuranças com a fala "alegrai-vos e regozijai-vos, porque é grande a vossa recompensa nos Céus." [36]

---

[36] *O Novo Testamento*, Mateus, capítulo 5, versículo 12.

Capítulo 6

O AUTOPERDÃO

Jesus, porém, foi para o Monte das Oliveiras. De madrugada {ele} foi novamente para o templo. Todo o povo vinha até ele; e após sentar-se, os ensinava. Os escribas e fariseus conduzem uma mulher apanhada em adultério, e a colocam de pé no meio. Dizem a ele: Mestre, esta mulher foi apanhada, em flagrante, adulterando. Na Lei nos ordenou Moisés serem apedrejadas tais {mulheres}. Portanto, que dizes tu? Diziam isto, testando-o, para terem de que o acusar. Jesus, porém, curvando-se para baixo, escrevia na terra com o dedo. Mas como continuavam a interrogá-lo, desencurvou-se e lhes disse: Quem dentre vós estiver sem pecado, atire sobre ela a primeira pedra. E, inclinando-se novamente, escrevia na terra. Os que tinham ouvido saíam um por um, começando pelos mais velhos; {ele} foi deixado sozinho, e a mulher estava no meio. Desencurvando-se, Jesus disse a ela: Mulher, onde estão? Ninguém te condenou? Disse ela: Ninguém, Senhor! Disse Jesus: Nem eu te condeno. Vai, e a partir de agora não peques mais.

"Os escribas e fariseus trouxeram à sua presença uma mulher surpreendida em adultério e, fazendo-a ficar de pé no meio de todos, disseram a Jesus:

– Mestre, esta mulher foi apanhada, em flagrante, adulterando. Na Lei, nos ordenou Moisés serem apedrejadas tais mulheres. Portanto, que dizes, tu?"

A cena é dramática. A lei civil de Moisés, feita há mais de mil anos, é dura, punitiva, chegando à pena capital. Bem diferente da Lei proposta por Jesus, toda calcada na educação e recheada de compaixão.

Enquanto a legislação mosaica, visando disciplinar uma humanidade de costumes primitivos, prescrevia a lapidação daquela mulher, o Grande Cuidador proporia a lapidação da culpa, do equívoco, "lapidando", assim, a mulher, para que ela pudesse brilhar, do mesmo modo como se retiram as impurezas do diamante, a fim de que ele possa alcançar, cintilante, o pedestal de beleza.

Diziam isto, testando-o, para terem de que o acusar.

O objetivo era enredá-lo. Guindado à posição de juiz, formulavam uma armadilha. Qualquer que fosse a Sua resposta, o Galileu estaria em conflito.

Se sua atitude se alinhasse em socorro daquela mulher para salvá-la do linchamento, Ele colidiria com a lei social mosaica, dando ensejo de ser acusado por se colocar contra o maior de todos os profetas hebreus – Moisés.

Caso respondesse de forma concordante com o grande legislador –Moisés – denunciaria a qualidade frágil de Sua doutrina, proclamada como sendo de amor supremo.

Aqui estava em exame a ética do incomparável Psicoterapeuta; é o olhar crítico e atento para avaliar a coerência entre o que Ele dizia e o que Ele vivia; é a verificação da Sua integridade.

Jesus, porém, curvando-se para baixo, escrevia na terra com o dedo.

Quando alguém erra é o momento de fazer silêncio, de ensimesmar-se*. Ele não fala nada. Inclina-se, sugerindo introspecção, autoausculta.

Seus dedos não identificam ninguém, acusatoriamente. Apontam para o Planeta. Induz-nos a pensar que o erro pertence àqueles que vivemos na mãe-Terra.

E escrevendo no chão, propõe um caminho reflexivo. É o único momento de que se tem notícia que Jesus escreveu algo.

Podemos fazer um exercício de livre imaginação sobre o que Ele rabiscou na terra. Talvez um terno convite, grafado em caracteres de luz, para o grupo que O comprimia, identificado que estava com o ódio:

– 'Mansidão! Indulgência! Misericórdia! Tolerância! Perdão!...'

Um chamado à claridade de que somos constituídos. Ele atiça o nosso lado bom adormecido. Suscita o despertar da nossa essência luminosa.

Como continuavam a interrogá-lo, desencurvou-se e lhes disse: Quem dentre vós estiver sem pecado, atire sobre ela a primeira pedra.

Pecado, na tradução grega, significa *hamartia*: errar o alvo. O espírito encarnado aprende por ensaios e tentativas. Aquela mulher equivocou-se na sua busca de plenitude, assumindo uma conduta afetiva a dois, "não ecológica".

Igualmente, Jesus sabia que os conteúdos emocionais dos seus acusadores estavam recheados de culpas, que, por defesa, projetavam sobre aquela mulher, depositária das dores de cada um. A insistência dos julgadores demonstrava o quanto estavam incomodados interiormente, pois aquilo que mais nos mexe, incomoda e dói, quase sempre fala de dores que carregamos a transbordar de dentro de nossa alma.

Como exímio psicólogo, o Rabi transforma a ré em espelho, a fim de que cada membro do grupo se perceba refletido nela.

Conhecedor das matrizes que acionavam a psicodinâmica grupal, propôs a maiêutica* socrática aos seus inquiridores, para que gestassem o que lhes perturbava, por meio da autoanálise consciencial.

Quem teria suficiente pureza, dispondo, assim, de competência para julgá-la, condená-la e executá-la?

Agora estava proposto o dilema: atire a pedra ou estenda a mão! Ódio ou compaixão!

E, inclinando-se novamente, escrevia na terra.

Como um grande Terapeuta Grupal, quiçá deva ter assinalado com o dedo, na terra:

'E o adúltero?'

Se fora um flagrante, por que não haviam trazido aquele que adulterara com ela?

Havia injustiça no trato da peça jurídica, já que a lei mosaica disciplinar previa a pena de morte para o adúltero também[37]. Como fino Advogado de Defesa, trazia a lume* a contradição daquela sociedade patriarcal com nítido preconceito para com as mulheres, embaraçando os promotores inflexíveis.

O que fez o homem que participou da ilicitude* para que a mulher caísse na infidelidade? Seduziu-a, valendo-se da sensibilidade feminil adoecida? Conquistou-a com sofismas*, aproveitando-se de sua insegurança e ingenuidade? Acenou-lhe com venturas mentirosas?

---

37 A Bíblia Sagrada, Levítico, capítulo 20, versículo 10.

Em suma, havia um coautor no crime; onde estava ele?

'E o esposo?'

Quem cuida, sabe que ninguém cai sozinho. Vitória ou derrota sempre se faz com cumplicidade.

Onde estava o cônjuge?

Naquela circunstância, era necessário ampliar a análise do comportamento daquela mulher, incluindo também o esposo na geração da insatisfação afetiva que a fez vulnerável à manutenção da fidelidade.

O Terapeuta Divino compreendia que a responsabilidade deveria ser compartilhada entre as consciências da vivência conjugal.

Será que a culpa era somente dela? De quantos abandonos, rejeições e desqualificações fora alvo na convivência com o parceiro? Quantas vezes teria ela ficado vulnerável afetivamente, em face da carência a que ficara exposta pela frieza do companheiro? A quantas violências morais e/ou físicas fora submetida?

Enfim, consoante a consciência do esposo, qual a sua contribuição para que a esposa tombasse?

Continuando a ***escrever na terra,*** convidava a multidão a ***curvar-se*** ao ego, revelando suas fragilidades, suas dores; a identificá-las para poder transmutá-las.

Se no momento anterior, na multidão, Ele fomentara o surgimento da luz dentro de cada um, falando ao cristo interno, agora, falando das negatividades, desnudava a estrutura egoica dos homens.

Desse modo, escreveria, genericamente, os erros que captava do psiquismo de cada um daqueles que, na multidão, cercavam a mulher, sem identificar individualmente ninguém, mas sacudindo o grupo para a autoanálise inadiável:

– 'Calúnia! Roubo! Mentira! Avareza! Cobiça! Violência! Ódio! ...'

E anotava outros mais sutis, porém não menos importantes:

– 'Ressentimento! Desprezo! Maledicência! Abandono! Inveja! Despeito!...'

Os que tinham ouvido saíam um por um, começando pelos mais velhos; (Ele) foi deixado sozinho, e a mulher estava no meio.

Aqueles homens, ante aquela mulher transformada por Jesus em espelho, perante o qual liam no solo de suas almas, viram suas próprias sombras negadas, e se retiraram, reflexivos uns, fugindo outros, porém todos tocados pela consciência interna vigente dentro de cada um. Primeiro os mais velhos, porque mais viveram e, por certo, mais erraram; depois, os outros.

Chegaram amotinados*, em conluio*, e sairiam *um por um,* significando que o grupo cedia a um movimento individual, silencioso, de introspecção, por certo cabisbaixos, mirando apenas a si mesmos...

Só restaram a mulher e Jesus. Emblematicamente, o conflito e a solução, a fragilidade e a força, o problema e a resolução, o nó e o laço, a dor e o amor... a culpa e o perdão!

Figuradamente, na praça dos testemunhos, sempre nos defrontamos a sós, num diálogo interno com possibilidades de um grande encontro: o ego e o EU eterno, o humano e o Espírito, a personalidade e a Centelha Etérea, o selo de Deus.

Desencurvando-se, Jesus disse a ela: Mulher, onde estão? Ninguém te condenou?

Seu foco era a mulher, especialmente. Os outros desertaram do enfrentamento para o aprendizado, pois estavam fixados na posição da condenação e não se colocaram disponíveis para se verem nus e publicamente. O desafio maior à coragem é ver-se cara a cara; poucos conseguem o destemor para avançar até si mesmos, mormente na presença de testemunhas.

Desertaram, defendendo-se egoicamente*. Adiaram o encontro proposto por Jesus, com seus conflitos, com seus complexos internos, com seus pontos cegos*.

Optaram pelo distanciamento do Messias, que jamais se impunha a alguém. O Rabi, respeitando o afastamento, apenas aguardaria o momento de retorno à praça do autoencontro.

Ele se detém exclusivamente nela, que ficara à sua frente.

Ali estava a mulher, que também poderia ter se evadido aproveitando as circunstâncias, mas escolhera ficar, porque se reconhecia culpada.

Ninguém a condenara, mas ela não se indultara.

Disse ela: Ninguém, Senhor!

Jesus desmascarara os "guardiões" da moral, devolvendo à mulher o direito ao autoencontro. Contudo, se é verdade que estava liberada dos acusadores externos, o mesmo não sucedera com a censura interna que a imobilizara na praça das emoções em desalinho. Experimentava o remorso, é claro.

E faltava o julgamento d'Aquele que sobrara sozinho com ela.

Diante do Mestre, esperava não só a condenação, mas também a execução, posto que Ele, sendo puro, isento de culpa, tinha autoridade para apedrejá-la, segundo a lei de Moisés.

Ficara paralisada, expectante, aguardando lavar a culpabilidade egoica com o sangue das pedradas d'Ele... ou, quem sabe, numa longínqua possibilidade, um encontro com o perdão d'Ele, visto que fora capaz de enfrentar a turba com a energia do seu amor.

Disse Jesus: Nem eu te condeno. Vai, e a partir de agora não peques mais.

Eis o supremo Psicoterapeuta. Não a julga, não a condena, não a executa, fiel ao mandamento: ***não matarás.***[38]

Acolhe, assinalando a beleza da Sua doutrina feita de compreensão e de compaixão.

Solidariza-se com sua dor, manifestando indulgência e tolerância.

Vai mais além, afirmando Sua amorosidade posta em cheque pelos fariseus e saduceus, manifestando a misericórdia através do perdão.

...Vai...

Demonstra que o amor ama ensejando oportunidades sempre novas de recomeçar, já que a concita a ir adiante, saindo da petrificação do remorso, a fim de tentar acertar o alvo agindo de forma diferente.

... e a partir de agora não peques mais.

Como Educador, oferece-lhe a oportunidade de olhar a experiência infeliz como um aprendizado. Do jeito como ela fizera, gera sofrimento.

Sustenta a mulher, mas não lhe chancela* o comportamento equivocado que suscitara dor. Separa a mulher do seu erro.

Entretanto, não reforça a sua culpa tóxica com censuras e desqualificações, aumentando-lhe a dor consciencial.

Não a estimula a ficar presa no remorso; convida-a para que caminhe e aja de outro modo, reparando o erro, o ato infeliz, e conquistando, assim, o autoperdão.

---

[38] Bíblia Sagrada, Êxodo, capítulo 20, versículo 13.

A mulher se extasia pela forma como Ele a aborda. Ela sabia que a sua era a sentença de pena de morte dentro da tradição do seu povo. Que, mesmo recebendo clemência, ficaria prisioneira de si mesma, emocional e moralmente, pela compunção venenosa, e iria morrer psicologicamente.

Porém, Ele a surpreende com uma possibilidade quase impossível.

Agora, nem a morte física nem a moral. Ela percebe existir o caminho do perdão como alternativa apresentada pelo Cuidador Magnânimo; percorreria este caminho, assumindo responsavelmente a reparação dos danos provocados pela sua atitude, restaurando o seu direito de reaver a felicidade de viver.

E isto só seria possível graças a um novo olhar – o do cristo interno – desvelado por Jesus. A partir desta posição interior, seria factível refazer o caminho, ao longo de um determinado tempo, conseguindo o autoperdão.

Assim, o ego, apoiado no deus interior, se reestruturaria gradual e progressivamente, restabelecendo o equilíbrio perdido.

Jesus passa a ser o espelho no qual a mulher vê a si mesma como nunca antes pudera e ousara. Olhando-se n'Ele, sente seu cristo interno vibrar ao toque do Cristo externo; ela enxerga o seu próprio potencial de amor, entrevê sua natureza divina, reconhece-se como uma Chama, portanto, filha da Luz.

Enfim, vê-se para além do humano como um Espírito; percebe-se com possibilidade de transcender o seu equívoco como um aprendiz em evolução; descobre seu potencial para transpor seus limites.

* * *

O autoperdão[39] segue os seguintes passos:

1. Alinhar-se com o cristo interno.

Sois deuses.[40]

Trata-se de conectar-se, além do ego, com a nossa natureza essencial.

Caso fiquemos somente em nível da personalidade propriamente dita, não lograremos fazer os passos de modo efetivo para o perdão a si e ao outro. No máximo, lograremos o perdão no *stricto sensu**, ou seja, limitado ao ego.

O ego, dependendo do tamanho do equívoco, não suporta nem cogitar do autoperdão.

Contudo, estabelecer uma imersão em nosso deus interior não é tarefa que se improvise, nem que se obtenha magicamente, mediante um esforço pequeno e simplista.

Requer movimento sistemático e crescentemente profundo, como quem sobe uma montanha; a cada dia, uma ação de sucessiva e maior aproximação do cume. E quanto mais alto se está, maior a visibilidade do horizonte, e menor vai ficando a importância que emprestávamos aos eventos atormentadores que vão ficando embaixo, para trás.

Vai se alterando o significado das vicissitudes que foram vivenciadas na subida, bem como se altera a importância que damos às novas ocorrências que passamos a enfrentar.

Portanto, a estrutura do perdão passa a se apoiar, não apenas em uma atitude, em face de determinada circunstância negativa suscitada, mas, sobretudo, num modo de viver. Aqui se trata do PERDÃO, ou seja, desta virtude no *lato sensu**, aquela que vai além do ego, incluindo-o.

---

39 O Céu e o Inferno, I Parte, Capítulo7.

40 *O Novo Testamento*, João, capítulo 10, versículo 34.

Esta etapa, que vai se afirmando ao longo do tempo infinito, deve acompanhar e sustentar todas as outras que se seguem.

Reconhecer o próprio erro (o arrependimento)
E conhecereis a Verdade e a Verdade vos libertará.[41]

Só os sociopatas* não se dão conta de que erram, não se "tocam", mesmo quando cometem atos cruéis. São psicopatas*.

O caminho libertador é admitir a verdade sobre o seu equívoco, pelo menos para si próprio.

Entretanto, acolher a verdade só egoicamente é experimentar vergonha de si mesmo, culpa congelante, medo das consequências, raiva, constrangimento, etc.

O ego* não logrará avançar muito, mormente quando as dores (remorsos) são grandes, e tenderá a se autoproteger usando seus recursos de defesa, tais como a negação (não reconhece o que fez), o deslocamento (coloca em alguém a responsabilidade que lhe cabe), a vitimização (fica como o coitadinho imobilizado acusando alguém), etc.

De outro modo, o ego pode assumir seus erros rigidamente, tornando-se prisioneiro da própria culpa e se transformando em seu próprio carcereiro.

Seja deste ou daquele modo, a pessoa ficará fixada no passado, remoendo a culpa, consciente ou inconscientemente, experimentando angústia quanto ao futuro em que espera colher os frutos amargos da sua semeadura. Ambos são mecanismos destrutivos e, portanto, não saudáveis.

Contudo, ancorados além do ego, em sua natureza fundamental – o Espírito, a Centelha Etérea –[42] será possível admitir a verdade dos nossos erros (arrependimento) e, mesmo sentindo dor (expiação), avançar para nos libertarmos pelo amor-perdão.

---

[41] *O Novo Testamento*, João, capítulo 8, versículo 32.

[42] O Livro dos Espíritos, questão 88.

Responsabilizar-se (a expiação)

...a cada um segundo as suas obras.[43]

Se apenas formos conduzidos pelo ego, correremos o risco de mergulhar na culpa, convertendo-a em remorso que nos cristalizará.*

Porém, sintonizados com a nossa essência luminosa, surge a possibilidade de assumirmos as consequências sofridas dos nossos atos.

Nesta fase, o erro se converte em oportunidade de aprendizado expiatório, de vez que o remorso foi substituído pelo arrependimento, e o equívoco vai encontrando ensejo de substituição pela ação reparadora.

Naturalmente, perdoar não significa ignorar as consequências negativas dos nossos atos, o que representaria incongruência e inconsequência perante os comportamentos infelizes que tenhamos tido.

Responsabilizarmo-nos implica acolher positivamente a dor que resultou do nosso deslize, bem como em levantar atitudes contrárias àquelas cometidas, para o enfrentamento lúcido e adequado dos resultados negativos e dolorosos que a nossa atitude determinou.

Corrigir o erro (a reparação)

...tome a sua cruz a cada dia, e siga-me.[44]

Nesta fase, nós vamos reescrever a história mediante novos comportamentos positivos, capazes de restaurar a nossa dignidade, ferida por nós mesmos.

É um momento culminante, porque é o de repor a verdade, o da retratação, o da ação compensadora, o de "limpar"

---

[43] *O Novo Testamento*, Mateus, capítulo 16, versículo 27.

[44] *O Novo Testamento*, Lucas, capítulo 9, versículo 23.

a sujeira feita, o da reparação perante nós mesmos ou aqueles a quem lesamos.

Esta etapa poderá ser cumprida de modo imediato, se a lesão tiver sido pequena, ou em médio ou longo prazo, caso o montante do dano tiver sido volumoso, a exigir muito tempo a fim de se refazerem os resultados infelizes decorrentes.

A presente correção do mal perpetrado altera o passado sombrio, ao tempo que vai criando um futuro esperançoso, pela persistente atitude consolidada no bem.

Celebrar a vitória do autoperdão.

Os numerosos pecados dela estão perdoados porque muito amou, mas a quem se perdoa pouco, ama pouco.[45]

Depois da caminhada amorosa e restabelecedora da paz interior, por meio das ações restauradoras aos prejuízos causados aos outros como a nós mesmos, concluímos que o perdão transformou vicissitudes em aprendizado, erro em experiência, negatividade em lição, dor em dom, sombra em luz, tudo a se expressar por meio de uma nova ética comportamental.

---

[45] Idem, capítulo 7, versículo 47.

Capítulo 7

O PERDÃO AO OUTRO

E, quando estiverdes orando, perdoai se tendes algo contra alguém, para que também vosso Pai, que está nos céus, vos perdoe as vossas transgressões. 46

Para perdoar ao outro, é importante refletir em alguns recursos que podem ser usados para nos facilitar a caminhada do perdão.

Não são passos, muito embora possam ser utilizados na sequência abaixo, ou aleatoriamente*.

1. Qual a intenção positiva do outro?

Então, Jesus lhe disse: Retorna a tua espada para o lugar dela, pois todos os que tomam a espada, morrem pela espada.[47]

Por trás de toda ação negativa há sempre uma intencionalidade positiva, ainda que oculta a um olhar superficial.

---

[46] *O Novo Testamento*, Marcos, capítulo 11, versículo 25.

[47] *O Novo Testamento*, Mateus, capítulo 26, versículo 52.

É muito difícil, para alguém que foi ferido, admitir semelhante proposição, tanto mais quanto maior for a lesão recebida.

Contudo, em situações menores, mesmo contrariando regras e incorrendo em invasão ao direito de alguém, às vezes fica claro perceber qual foi a intenção positiva, a despeito de a ação ser negativa, tal como acontece quando:

– uma criança faminta rouba uma maçã;

– uma mulher apressada busca "furar" uma fila;

– um homem aborrecido descarrega sua agressividade arrancando um pedaço de uma planta ornamental;

– um idoso com urgência urinária "acerta" fora do vaso;

– um trabalhador atrasado para "bater o ponto" corre, "atropelando" os outros que andam devagar à sua frente;

– um jovem na puberdade, no elevador, estabanadamente pisa no pé do outro;

– uma mãe, tensa, desabafa falando alto ao telefone, "ferindo" os tímpanos de quem está ao lado dela, num recinto pequeno.

É fácil reconhecer o intuito positivo em semelhantes ocorrências, e, se quisermos, até podemos relevar a atitude negativa do outro, mesmo porque se trata de conteúdos menos desafiantes.

Entretanto, há situações de magna* complexidade, em que é preciso um olhar profundamente filosófico e compassivo, a fim de se perceber qual a intenção positiva que está por trás de um comportamento negativo, mormente quando este é cruel.

A nobre ciência da Programação Neurolinguística* propõe um olhar que se identifica com a filosofia espírita, quando sugere usarmos um chaveamento linguístico*, escalando uma montanha de metas até alcançarmos um metaobjetivo ou uma metaintenção*. Ou seja, um objetivo maior, essencial, positivo, revelando a verdade filosófica de que por trás de toda ação negativa há um intuito positivo, ainda que esteja muito oculto.

Basta que se experimente perguntar sobre o comportamento ruim ou negativo: *o que você quer de bom com esta atitude?* E repetir a mesma pergunta para cada conteúdo de resposta recebido, caso este ainda não se configure positivo, até alcançar um metaobjetivo* positivo.

Se a situação for simples, como nas circunstâncias citadas, logo se chega ao metaintento positivo. Vejamos dois exemplos:

– O que você quer de bom, roubando uma maçã?

A criança dirá:

– Acabar com a fome. (Eis a intenção positiva, buscada por meio de um comportamento reprovável).

Outro exemplo:

– O que você quer de bom, empurrando quem está na sua frente?

– Quero que ele saia da frente e não me atrapalhe.

– O que você quer de bom se ele sair da frente e não o atrapalhar?

– Quero chegar à empresa no horário, para não levar falta. (Eis a intenção positiva maior, porém buscada por meio de uma ação imprópria, negativa).

Agora, vamos a um exemplo complexo e extremo.

Um homem desempregado parte para fazer um assalto e fere uma pessoa que reagira ao roubo.

– O que você quer de bom, ferindo o outro?

– Eu só a feri porque ela reagiu, mas eu desejava apenas roubá-la.

– O que você quer de bom, roubando?

– Ter dinheiro.

– O que você quer de bom, tendo o dinheiro?

– Comprar comida para a minha família. (Eis o objetivo positivo, procurado mediante uma sucessão de ações criminosas).

Não estamos dizendo que esteja correta a ação da pessoa, muito menos que com ela concordamos, nem tampouco que a pessoa não deva responder pelas consequências dos seus atos, inclusive por meio dos seus desdobramentos no âmbito da justiça divina e da humana, na esfera civil, criminal, etc.

Tão somente estamos procurando enxergar e separar, filosoficamente, uma intenção positiva de um comportamento equivocado, que pode estar bem visível na superfície de uma determinada circunstância; ou pode estar, noutra ocorrência, mais ou menos velada na profundidade de um espírito que se perdeu de si mesmo.

Por trás de uma atitude equivocada, incongruente*, e até perversa, há uma intenção boa, ainda que muito oculta à percepção dos protagonistas.

É assim que se pode entender a lógica do comportamento psiquiátrico de um *serial killer* (matador em série) em matar só mulheres de uma determinada faixa etária com características semelhantes entre si, e similares às da sua mãe, de quem quer, inconscientemente, se vingar por ter presenciado, quando criança, a própria genitora matar seu pai e ficar impune. No recôndito da atitude psicopata há uma intenção positiva, de alguém que tenta acabar com o ódio que sente da mãe e apagar a dor da carência pela ausência do pai, não superada desde a infância. Todavia, equivoca-se nos seus objetivos ao se valer de um comportamento negativo, configurando um sociopata.

Esta forma de ver nos exercita e predispõe a uma compreensão do outro em sua inferioridade, manifestada por uma gama de comportamentos infelizes, quais sejam a mentira e a maledicência; a manipulação e a astúcia; o abuso e a invasão, a maldade e a crueldade; etc.

Desse modo, podemos separar o crime do criminoso; a doença, do doente; o erro, da pessoa. Não é outro o ideal máximo da Justiça, da Medicina, da Pedagogia, senão o de procurar, respectivamente, acabar com o crime, recuperando o criminoso; eliminar a doença, curando o doente; corrigir o erro, educando o aprendiz.

No âmbito do perdão, igualmente, devemos distinguir a atitude infeliz da pessoa que nos magoou buscando identificar, quanto possível, seu intuito mais profundo, ou seja, sua metaintenção*, que sempre é positiva. Desse modo, mesmo sabendo que a pessoa equivocada responderá pelos seus atos errados, estamos conscientes de que, lá no fundo, trata-se de um espírito com natureza divina, que escolheu um caminho tortuoso, e por isso agiu de forma negativa.

Isto nos faz flexibilizar o rigor do nosso julgamento, abrindo mais espaço no coração, para que ao lado do Direito permaneça, também, a Indulgência; da Censura, o Perdão; da Justiça, a Misericórdia.

O espírito, sendo criação de Deus, apresenta a essência da bondade idêntica à de seu Progenitor. E, ainda que desconectado da sua natureza divina, não perde seu valor intrínseco, assemelhando-se ao diamante, que não deixa de ser uma joia por estar jogado no lodaçal.

O espírito, por mais rebelde que se mostre em face da lei do progresso, cedo ou tarde, nesta ou noutra encarnação, retornará ao amor como a ovelha que volta ao rebanho de onde se afastou transitoriamente.

2. Como eu contribuí para a atitude do outro?

Mestre, eu trouxe a ti o meu filho que tem um espírito mudo. E onde quer que o subjugue, convulsiona-o; ele espuma, rilha os dentes e definha-se.

Disse aos teus discípulos que o expulsassem, mas não foram capazes.[48]

Não existe um comportamento que não esteja conectado sistemicamente com o ambiente físico, social e espiritual em que surgiu.

Toda ação traduz uma escolha, a partir de uma interação com o meio social em que a pessoa está inserida. Logo, tudo que alguém faz traz embutido o mar de influências daqueles que o cercam.

Desse modo, quando uma pessoa erra conosco, temos que inventariar não só quantos contribuíram, mas, especialmente, o quanto colaboramos para que aquela ação lesiva se estabelecesse.

Portanto, quantas vezes partilhamos da irresponsabilidade do outro, por quem nos sentimos agora magoados, no momento em que:

– provocamos a sua ira sutilmente;

– demos combustível para que o ciúme do outro explodisse;

– empurramos, com a nossa indiferença, um filho para mãos alheias inescrupulosas;

– ultrapassamos, com a nossa agressividade, o limite da tolerância de um sócio que revidou;

– abandonamos uma afeição cara, inclinando-a a outros braços sedutores;

– impulsionamos o outro a atitudes precipitadas, em razão da nossa pressão psicológica;

– contribuímos, pelo nosso desleixo e descaso, no comportamento dos filhos para a ingratidão que agora recebemos.

---

48 *O Novo Testamento*, Marcos, capítulo 9, versículos 17 e 18.

Enfim, quantas outras situações existem que, frequentemente inconscientes, e agora identificadas, nos guindaram à posição de cúmplices das faltas que outras pessoas cometeram contra nós ou contra aqueles a quem amamos, não só pelo conteúdo de nossas atitudes, mas também pela forma como agimos?

Igualmente, é preciso lembrar ocorrências diversas em que a nossa ação atual, não obstante justa e equânime, não foi suficiente para apagar e neutralizar consequências de vidas anteriores, ocasião em que criamos desafetos por meio de lesões graves, e cujos rancores hoje ressoam do inconsciente profundo de nossas vítimas, induzindo-as a comportamentos de cobranças desproporcionais para esta vida, e somente compreensíveis pela lei da reencarnação.

3. Colocar-se no lugar do outro

> ***Assim, tudo quanto quereis que os homens vos façam, assim também fazei vós a eles, pois esta é a Lei e os Profetas.[49]– Jesus***

A atitude de empatia* é um exercício de amorosidade, de vez que o egoísmo nos fixa numa posição de personalismo, sem abrir espaços para outros olhares, mormente pela janela do nosso ofensor. Esta forma de se colocar diante do outro resulta num estreitamento da nossa visão acerca do outro e do seu comportamento, gerando aumento da dificuldade de compreendê-lo e, por conseguinte, perdoá-lo.

Somos mais ou menos limitados quanto à verdade de que desejamos nos apropriar, assemelhando-nos a um grupo de cegos que desejássemos descrever um elefante tocando-lhe

---

[49] *O Novo Testamento*, Mateus, capítulo 7, versículo 12.

apenas uma de suas partes: um descreveria a pata; alguém falaria da orelha; outro assinalaria a tromba; outro mais, a boca; e assim, sucessivamente. Todos com suas verdades, suas pequenas verdades; contudo, ninguém as detendo inteiramente.

Transportar-se para dentro do outro não é somente um exercício cognitivo*, mobilizando uma intelectualidade fria e calculista. É sermos capazes de sentir sua emoção, suas motivações afetivas, seus desejos existenciais; é também olhar através de sua educação, de sua cultura, de sua história, a fim de entender suas crenças, seus pensamentos e suas ações; afinal, trata-se de se apropriar, tanto quanto possível, dos filtros pelos quais o outro vê, ouve, sente e vive a vida.

Este esforço determinará um aumento da nossa percepção, criando maior e melhor ambiente para a comiseração* e a piedade cristã e facilitando a marcha para o perdão.

4. E se fosse eu que tivesse cometido a falta? Ou se eu vier a cometer semelhante erro?

> ***E não nos introduzas em tentação, mas livra-nos do mal.*[50]*-Jesus.***

Será que, algum dia, já não cometemos idêntica falta? E se temos a consciência livre, será que não seremos capazes de cair no mesmo ponto em que o outro nos faz sofrer agora? E noutras áreas, não tivemos erros de gravidade equivalentes, ou até mesmo piores? E, ainda que nos sintamos isentos de culpa e com autoridade para julgar hoje, quem nos assegura que em outras encarnações tivemos a mesma pureza que agora ostentamos?

É preciso exercitar outras posições psicológicas, a fim de abrir clareiras em nosso coração fechado pelo ressentimento.

---

50 *O Novo Testamento*, Mateus, capítulo 6, versículo 13.

Desse modo, imaginar que poderíamos ser o autor daquela ação incorreta e avaliar como desejaríamos ser tratados, identificando que gostaríamos de ser vistos de uma forma especial, de receber misericórdia do ofendido, e que nos sentiríamos bem se fôssemos perdoados, talvez nos auxilie a ampliar nossa capacidade precária de amar, tolerando e sendo mais clementes*.

5. Colocar-se no lugar de uma testemunha

Disse-lhes: E vós, quem dizeis que eu sou? – Jesus[51]

Eis um novo desafio na busca do perdão. Cogita-se de um terceiro que está além do(s) outro(s) que nos feriu (feriram). Este que elegemos é alguém que se diferencia pela sua capacidade amorosa superior, pela sua autoridade moral.

É uma testemunha, e não um juiz, advogado ou promotor.

Trata-se de levantar uma nova percepção da realidade como recurso maior, visando enriquecer nosso mapa de apreensão da vicissitude, e, sobretudo, ativar nossa força amorosa em vista do perdão almejado.

Portanto, será alguém que "conhece bem o elefante", pelo menos muito mais do que os envolvidos na encrenca.

Podemos escolher uma ou mais pessoas que respondam a este padrão objetivado, alguém conhecido que nos inspire um olhar que ultrapasse as nossas limitações.

Também podemos experimentar ver pela janela de um familiar não cúmplice do erro, especialmente da mãe ou do pai daquele que nos ofendeu e que, habitualmente, propicia uma vivência muito enriquecedora.

---

[51] *O Novo Testamento*, Mateus, 16, versículo 15.

Depois de eleger uma ou mais pessoas, devemos nos perguntar como esse alguém se colocaria perante a situação que enfrentamos e diante da pessoa de quem guardamos mágoa. Qual acréscimo de entendimento nos traria? E de que modo a sua percepção emocional e moral nos ajudaria? O que o seu coração nos ensejaria sentir para além do ressentimento?

6. Colocar-se num lugar de excelência

> ***(Saulo) disse: Senhor o que farei? O Senhor me disse: Levanta-te e vai para Damasco, lá te serão ditas todas as (coisas) a respeito das quais te foi ordenado fazer.***[52]

Neste ponto, lançamos mão de uma personalidade histórica, que traduza um espírito de escol*. Buscamos quem nos inspire reverência pelos seus atributos divinos.

Vamos, então, nos ocupar com reflexões, buscando um ícone da Humanidade. Neste momento, podemos imaginar o próprio Jesus.

Se pudéssemos ouvi-Lo nos refolhos da nossa alma, o que nos diria? Que sugestão nos proporia? Vendo pelos Seus olhos, como seria a qualidade do nosso olhar? Com qual afetividade nos envolveria para nos auxiliar a experimentar mais compaixão? Impregnados de Sua energia amorosa, como passaríamos a perceber aquele(s) por quem nos sentimos magoados?

Em verdade, esta dinâmica visa tocar e despertar a nossa essência mais profunda, que jaz sepultada pelo rancor e/ou remorso.

---

[52] Bíblia Sagrada, Atos dos Apóstolos, capítulo 22, versículo 10.

7. Conectar-se com seu cristo interno

Vós sois o sal da terra. Vós sois a luz do mundo.
– Jesus[53]

Este é um passo fundamental, que deve acompanhar todos os anteriores.

Se ficarmos apenas em nível de ego, não lograremos superar as ofensas recebidas, notadamente as de maior gravidade. O ego carece do apoio e da sustentação de uma estrutura mais profunda e de poder real – o cristo interior – que nos habita desde a nossa origem, quando fomos criados por Deus.

É a nossa dimensão luminosa – *chama*[54] – deificadora da nossa existência. Quando articulada com o ego, estrutura-o, fortalece-o, ensejando suficiente energia para encetarmos o perdão em suas múltiplas manifestações, mesmo na vigência de situações que envolvem crueldades.

Portanto, faz-se imprescindível ir além dos papéis sociais, da personalidade, da nossa história biográfica, da historiografia* reencarnatória, para podermos acessar o cerne de quem somos; para fazer brilhar a nossa luz interna que, expandindo-se progressivamente, propicia a evolução que vai se afirmando a cada encarnação, mediante a expansão da claridade, como se dá com o potencial da semente que se distende evolutivamente a cada estação, rumo à sua finalidade última.

O olhar somente do ego é humano, limitado e frágil. Assim, no máximo alcança um perdão relativo; a percepção do ego nutrido pelo deus que somos[55] diviniza o nosso ser, ofer-

---

53 *O Novo Testamento*, Mateus, capítulo 5, versículo 13 e 14.

54 O Livro dos Espíritos, resposta 88.

55 *O Novo Testamento*, João, capítulo 10, versículo 4.

tando força, leveza, incondicionalidade, e favorece o perdão completo, ou seja, o PERDÃO de Deus.

Conectar-se com esta base original e perene* é uma busca transpessoal da nossa trans-humanidade, por meio do autoconhecimento, do autoencontro e da autoconquista mediada por múltiplos recursos e possibilidades, entre os quais está a reflexão, a prece, o exercício das virtudes em geral; a meditação, o cultivo do bem e do belo como atributos divinos, a vivência da caridade em seu sentido lato, etc.

* * *

Resumindo os recursos:

1. Qual a intenção positiva do outro?
2. Como eu contribuí para a atitude do outro?
3. Colocar-se no lugar do outro.
4. E se fosse eu quem tivesse cometido a falta? E se eu vier a cometer semelhante erro?
5. Colocar-se no lugar de uma testemunha.
6. Colocar-se num lugar de excelência.
7. Conectar-se com o seu cristo interno.

Capítulo 8

O PERDÃO AO CORPO E O CORPO COMO PERDÃO

E disseram: Esse (Jesus) disse: Posso destruir o Santuário de Deus e edificá-lo em três dias.[56]

A afirmativa de Jesus é de excelência. Não só pela sua capacidade inusitada de materializar seu próprio corpo três dias após a crucificação, mas, igualmente, pela caracterização do corpo, definindo-o como ninguém o fez com igual profundez: *templo divino.*

O corpo é mais do que uma obra humana – é divina; é mais do que uma casa – é uma catedral.

Ele surge a partir de duas células, em que uma é invisível a olho nu (o espermatozoide), enquanto a outra (o óvulo) pode ser vista como o ponto-parágrafo no final desta linha.

São aproximadamente 500 milhões de espermatozoides em busca de um único óvulo. Do encontro do espermatozoide com o óvulo, na Trompa de Falópio, surge o zigoto*. Este,

[56] *O Novo Testamento*, Mateus, capítulo 26, versículo 61.

caminhando para o útero, vai apresentando uma multiplicação celular em progressão geométrica, até compor o embrião e depois o feto (experimentando a sua evolução ontofilogênica*), estruturando tantos tipos diferenciados de células quantos são os tecidos a formar órgãos e sistemas na constituição do ser adulto.

No adulto, teremos algo por volta de 100 trilhões de células compondo a magistral *nave divina.*

Na base dessa engenharia sublime está o espírito construtor e futuro habitante desse espaço sagrado. Habitualmente, tutelado por "engenheiros e arquitetos" superiores que o auxiliam na edificação da obra, assim materializando o corpo, o espírito atende a uma planificação espiritual que considera necessidades e méritos, carências e competências, tendências e propósitos, visando ao melhor proveito da encarnação em foco.

O corpo biológico é matéria-prima para que o espírito exerça seu aprendizado intelecto-moral como o instrumento musical o é para o musicista, a fim de alcançar a maestria.

Nessa construção, propriamente dito, o espírito seleciona o material genético parental disponível, e usando o seu corpo espiritual (o perispírito), dentro das leis da hereditariedade, estrutura o melhor organismo (não o corpo perfeito) que lhe servirá de campo de aperfeiçoamento na Terra.

Desse modo, justifica-se como é feita a seleção de um espermatozoide, nem sempre o mais saudável, para ganhar a corrida em direção ao óvulo, a fim de gerar, por exemplo, a síndrome XYY (trissomia* XYY), que revela a vitória de um espermatozoide portador de alteração genética sobre outros normais. A seleção é causal e não casual.

De igual modo explicam-se as alterações congênitas*, modeladas a partir do campo estruturador da forma biológica

– o perispírito –, bem como as predisposições mórbidas que imprimirá ao seu organismo, definindo as áreas mais suscetíveis para enfermidade futuras.

Portanto, o corpo, sendo uma cópia do perispírito, reflete a intimidade da alma que nele se reencarnou, demonstrando na sua forma (anatomia) e no seu funcionamento (fisiologia) acertos e equívocos, vitórias e fracassos, avanços e fixações, virtudes e vícios, bem como culpas, mágoas e perdões. Enfim, todo um patrimônio acumulado em várias vivências reencarnatórias.

Não foi sem razão que Jesus afirmou, categoricamente: "E se o teu olho te escandaliza, arranca-o e lança-o de ti. É melhor para ti entrar na vida com um só olho do que, tendo dois olhos, ser laçado no Geena do fogo."[57]

Assim, é possível explicar como os remorsos e ressentimentos que afetam o corpo espiritual se refletem na estrutura biológica, seja na anatomia (forma), seja na fisiologia (função); estas alterações podem aparecer desde a concepção e ao longo de todas as etapas da vida física.

Aqui estão algumas ocorrências que, frequentemente, não sempre, podem exemplificar esses reflexos: agenesias* de órgãos, doenças hormonais afetando o crescimento, alteração congênita afetando um membro, micro e macrocefalias, doenças autoimunes graves, surpreendentes degenerações essenciais (sem causa aparente) que afetam ossos ou músculos, ou articulações ou outros tecidos, etc.

Semelhantes alterações da higidez* orgânica vêm de tempos próximos ou de vivências recuadas, quando ultrapassamos todos os limites da razoabilidade em ações insanas, para as virmos resgatando, gradualmente, como quem contraiu

---

[57] *O Novo Testamento*, Mateus, capítulo 18, versículo 9.

dívidas no atacado, mas vê-se resgatando no varejo, graças à Providência Divina.

* * *

Remorsos e rancores atuam promovendo desequilíbrios emocionais e sociais, psicológicos e espirituais.

Além dos desequilíbrios citados, toda culpa e/ou mágoa guardada, alimentada ou acumulada pela pessoa, por certo período de tempo, caminha invariavelmente para desorganizar o corpo biológico como reflexo da desarmonia do corpo espiritual (perispírito).

Este, quando alterado, desestrutura o corpo vital (o duplo etéreo), para desaguar alterando o corpo físico na sua função e na sua estrutura celular constitutiva, gerando as mais variadas enfermidades, desde as infecciosas até as imunodegenerativas.

O espírito André Luiz descreve com minúcias as consequências da culpa até a formação das enfermidades.[58] (vide no final do capítulo "Predisposição mórbida e Invasão microbiana")

O corpo funciona como um grande mata-borrão, absorvendo as consequências últimas das mágoas e/ou culpas não solucionadas.

Somente o perdão é capaz de interromper o curso e a direção para onde seguem estes conteúdos destrutivos, considerando que obedecem à seguinte sequência hierárquica: corpo mental, perispírito, corpo vital e corpo físico.

---

58 Evolução em Dois Mundos, Parte II, capítulo XIX e XX.

Quando a medida do amor não comparece para facear rancores e ressentimentos, estes assumem cidadania no indivíduo e, com o tempo, nesta ou em outra encarnação, deságuam no corpo como terapia depurativa e dolorosa, ensinando ao protagonista do comportamento infeliz que, se o perdão não chega, a enfermidade o substitui.

É na indumentária* orgânica que surge o recurso da lei da natureza, em última instância, inclinando ao reequilíbrio espíritos recalcitrantes* ao perdão: trazendo uma mutilação na forma; apresentando doenças congênitas; valendo-se das alterações hereditárias; agenesias de órgãos importantes; vulnerabilidade excessiva às infecções; predisposições para doenças graves; surgimento de patologias psiquiátricas significativas, etc. Afinal, são as diversas formas que a misericórdia divina encontra para ensinar ao espírito endurecido as lições do autoperdão e do perdão ao outro.

Todavia, se ainda assim o indivíduo resiste revoltado, evitando, de modo parcial ou total, o aprendizado a ser feito, então a vida reapresentará lições de conformidade com o desempenho e a necessidade do aprendiz rebelde.

Contudo, se a pessoa compreende a importância do corpo como reflexo de si mesma e como caminho para o perdão, passa a reconhecer que a limitação e/ou a doença deixa de ser uma maldição para se constituir em bendição, em razão do objetivo de que se reveste.

Igualmente, se passar a valorizar o amor como móvel para abonar suas faltas, diminuindo ou eliminando tanto quanto possível os sofrimentos em geral de que se vê atingida nesta existência, cumpre a recomendação evangélica de que

"Acima de tudo, porém, tende amor intenso uns para com os outros, porque o amor cobre a multidão de pecados." [59]

A decisão pelo amor-misericórdia poderá interromper o rumo da enfermidade abrindo espaço, quanto possível, para a melhora ou cura orgânica; ou, então, paralisará o seu curso, limitando-a à posição de útil alarme, alertando o condutor do corpo para a vigilância indispensável.

É desse modo que se inverte a trajetória de uma doença, quando, ao se usar as *substâncias medicamentosas* do autoperdão e/ou heteroperdão, nos colocamos em marcha (bem-aventurados) na misericórdia, promovendo a saúde de dentro para fora, da alma para o corpo físico, mudando o padrão de funcionamento energético (fluídico) interior para melhor, restaurando em nível progressivo o fluxo harmônico da energia no eixo de comunicação espírito–corpo mental– perispírito–corpo vital–corpo físico. Desse modo, também, cria-se um ambiente favorável às intervenções médicas e psicoterapêuticas, num sinergismo* desejável e necessário, visando ao reequilíbrio integral do ser.

Neste ponto, somos convidados a ver nosso corpo–templo como *um outro* a quem devemos pedir perdão pelos "maus-tratos" impostos com rancores e culpas tóxicas, acolhendo-o como o próximo mais próximo, ao tempo em que lhe agradeceremos e reverenciaremos a honra de poder habitá-lo, aprendendo a lição sagrada do perdão.

---

[59] Bíblia Sagrada, 1ª Epístola de Pedro, capítulo 4, versículo 8.

Predisposições mórbidas e Invasão microbiana

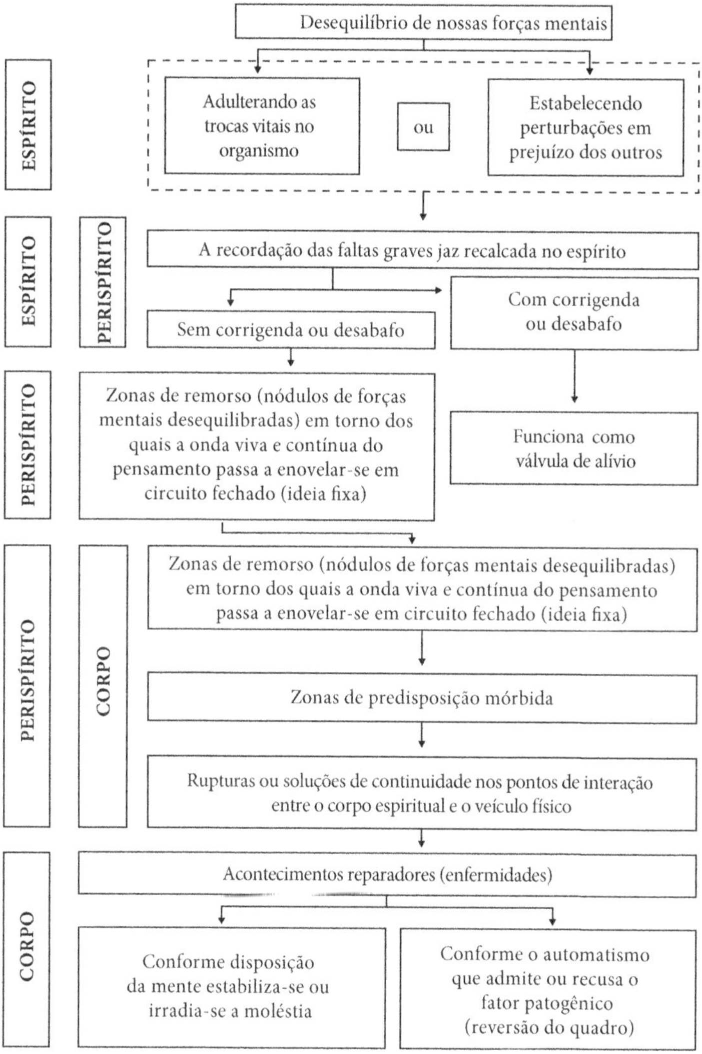

Capítulo 9

PERDÃO AOS PAIS

Honra a teu pai e a tua mãe... [60]

Sabes os mandamentos: não adulterarás, não matarás, não roubarás, não prestarás falso testemunho, honra teu pai e tua mãe. – Jesus[61]

Depois do autoperdão (a base fundamental para todos os outros perdões), geralmente estão na família os maiores desafios à prática desta virtude, justamente porque é lá que se encontram as pessoas mais significativas das nossas relações, e, dentre elas, os pais representam as mais implicadas nesse caminho do exercício de perdoar.

Desde Moisés, na recepção dos Dez Mandamentos, está posta essa demanda humano-espiritual. Ressalte-se que, mesmo numa sociedade patriarcal, o mandamento não diz "honra teu pai", simplesmente; nem "honra teus pais", deixando implícita a presença da mãe; ao contrário, fez questão de par-

---

[60] Bíblia Sagrada, Êxodo, capítulo 20, versículo 12.

[61] *O Novo Testamento*, Lucas, capítulo 18, versículo 20.

ticularizar o sistema parental especificando "... teu pai e tua mãe...", dando importância às duas figuras parentais.

Guardamos, em relação aos nossos pais, uma ambivalência, em face da dupla conceituação que lhes imputamos: *o profano e o sagrado*. Ao mesmo tempo em que os caracterizamos humanos, biológicos, também os categorizamos como sagrados, "Deuses".

Na dimensão humana, trazemos a cicatriz umbilical como a perene memória física, traduzindo a nossa ancestralidade próxima; psicologicamente, carregamos, junto com o sobrenome, as marcas subjetivas dos nossos pais, falando da nossa história de convivência afetivo-educacional.

Na dimensão do sagrado, o significado conferido aos nossos pais os remete para uma representação de Deus. E, talvez por isso, seja muito comum se estabelecer uma imagem idealizada deles, o que provoca os inevitáveis problemas futuros, quando, na convivência, nos decepcionamos constatando a realidade do que eles são.

Se os pais bons são raros, imaginemos quanta fantasia há na suposição da existência de pais perfeitos.

Esperamos pais acabados, supondo que eles sejam perfeitos e, porque não conseguem corresponder a esses significados inalcançáveis, nos enchemos de raivas surdas, ressentimentos silenciosos, frustrações*...

Há um sentimento de traição acompanhando semelhante descoberta e agravando o conflito relacional. Decorrem daí mágoas, pois nós, os filhos, nos sentimos enganados.

Todavia, como sentir rancor dos pais, quando nos foi ensinado que eram nossos ídolos e deveríamos lhes consagrar os melhores sentimentos? Como guardar ressentimentos por aqueles que nos deram a vida?

Deste conflito surge a culpa. Culpa por sentir raiva dos pais.

Tudo isso se passa em nível, sobretudo, inconsciente.

Nessa instância é onde repousa grande parte das dificuldades dos filhos junto aos pais, na lida com o perdão. Pois é aqui que estão as matrizes (a decepção, seguida de mágoa e, por fim, a culpa) sobre as quais vão se sedimentando outras encrencas ao longo da vida, na medida em que não passamos a limpo a nossa história, atualizando a imagem dos nossos pais.

E se não solucionamos estes conflitos em tempo, os transferimos para os futuros cônjuges, bem como, posteriormente, para os filhos, quase sempre de forma inconsciente.

Assim, constatamos:

– esposas depositando nos esposos raivas guardadas dos seus pais, quando, na posição de filhas, foram tratadas com agressividades desmedidas;

– parceiros conjugais que parecem desforrar, nas esposas, a indiferença que experimentaram de seus pais, no abandono a que foram relegados em idade infantil;

– mães que maltratam, inconscientemente, seus filhos, sem se darem conta de que apenas transbordam dores acumuladas na mortificação de que foram vítimas na infância;

– mulheres que seduzem para depois descartarem seus pares, sem se aperceberem de que se vingam dos pais que traíram e abandonaram suas mães;

– homens e mulheres ressabiados que "optam" pelo celibato, reeditando o *script* de que "casamento não presta", em face do que viram e ouviram, reiteradamente, dos seus pais no lar;

– homens que não se firmam profissionalmente, convencidos de que não têm valor, seguindo um comando da infância, quando ouviam a mãe magoada dizer para o pai deles: "Homem não vale nada, mesmo!";

– pais e mães abandonando, ou superprotegendo seus filhos, que repetem o padrão com que foram criados por seus pais;

– mulheres e homens com baixa autoestima, devido à culpa que carregam por se acharem "defeituosos", de tanto terem sido desqualificados por seus pais quando eram crianças.

* * *

Precisamos acolher a dupla dimensão dos nossos pais, articulando-a integradamente: a humana (são espíritos encarnados, em crescimento) e a divina (deuses – e não Deuses – em processo de desabrochamento).

Devemos lidar com a dimensão real dos pais, considerando-os como espíritos em evolução, que trazem em sua bagagem reencarnatória conquistas e pendências, virtudes e imperfeições, avanços e limitações. Não são Deuses caídos do céu, nem os super-heróis quais os fabricados pela mídia.

Pais e filhos articularam, habitualmente, uma planificação reencarnatória – não um determinismo – antes do berço, traçando um projeto de vivência corpórea segundo os merecimentos e necessidades, com o objetivo de evolução conjunta.

Com frequência, trata-se de reencontros programados com vista a alcançar metas específicas, considerando problemas e contendas de outras vidas, em caráter provacional e, às vezes, com feição expiatória.

Também é verdade que nem sempre nossos pais conseguem cumprir seus objetivos previstos antes de reencarnar e, frequentemente, assumem atitudes lesivas em relação a nós, seus filhos.

Contudo, a proposta espírita é categórica: honrar pai e mãe! Sejam os pais os melhores ou os piores; tenham desempenhado bem ou não sua missão; quer tenham nos amados ou nos abandonado...

Se não conseguimos amá-los como gostaríamos, pelo menos devemos honrá-los.

Portanto, devemos buscar encontrar o perdão, quer para os ressentimentos sutis oriundos de pequenas e inconscientes ações negativas dos pais, quer para as grandes mágoas decorrentes de comportamentos declaradamente danosos com que fomos atingidos.

Em ambas as vicissitudes cabem, no caminho do perdão, duas perguntas fundamentais:

– O que meus pais me fizeram?

A indagação deve nos inclinar a uma compreensão melhor da nossa dinâmica existencial, ou seja, como estão funcionando as áreas da mente, da emoção, do comportamento e da espiritualidade.

A resposta nos dará autoconhecimento, viabilizando-nos saber a origem e a dinâmica da nossa dor em relação às figuras parentais, a percepção de quando e do quanto nos afetaram positiva e negativamente.

Desse modo, poderemos sair da tendência ao congelamento em alguns dos setores mencionados.

Aos poucos, perceberemos quanto nos excedemos na idolatria fantasiosa e nas consequentes frustrações* e desilusões; identificaremos rejeições, abandonos e crueldades sofridas na infância; tomaremos ciência dos supercuidados, das castrações*, etc.

Entretanto, caso nos detenhamos apenas nessa fase, correremos o risco de nos fixarmos na atitude da vítima, do coitadinho, ficando paralisados em emoções destrutivas.

Por isso, avancemos para a segunda pergunta:

– O que escolhemos fazer com o que eles nos fizeram?

Aqui, trazemos para nós mesmos a responsabilidade de nossas vidas.

Retirar dos nossos pais a culpa da nossa infelicidade e assumir a escolha de dar outro rumo para a nossa existência, perdoando-nos as idealizações* que fizemos acerca deles, e buscando perdoá-los quando faliram em suas missões como pais.

Reconciliarmo-nos com nossos pais antes de nos emanciparmos* deles, a fim de que não levemos os rancores/remorsos para outras relações, ficando mais livres e maduros para nossas vivências interpessoais, especialmente, com os futuros cônjuges e filhos.

Orarmos por eles, caso tenham desencarnado. Quiçá possamos encontrá-los durante o desdobramento pelo sono repousante, ou em reunião mediúnica em tempo próprio, ou ainda na parentela corporal, reencarnados.

Se ainda no corpo, devemos fazer aproximações possíveis, sem nos violentarmos, eliminando as muralhas de defesa com que protegemos nossas crianças interiores na convivência com eles.

Reconhecer que o perdão não é só a cura dos ferimentos internos que carregamos desde a infância, mas, ao mesmo tempo, dar oportunidade de tratamento para as dores que nossos pais trazem na alma, muitas vezes desde a convivência com os nossos avós.

* * *

A mãe muito doente no hospital chamara o filho, fazendo-lhe longas confidências nos estertores da morte.

Depois de desabafar, disse ao filho:

– Meu filho, fale-me palavras de amor que seu pai nunca me disse!

O filho, impactado diante da mãe agonizante, abriu o coração falando do amor que ela despertara na alma dele e dos seus irmãos. E, enquanto ele falava, deu-se conta que ela expirara incontinente.

Surpreso pelo que ouvira da mãe e mobilizado pela sua desencarnação, logo comunicou aos irmãos o que sucedera no leito do hospital.

Todos sabiam da vida irregular do pai, mas nunca julgaram que a mãe pudesse ter sofrido tanto como se depreendia da sua última confissão. A mãe sempre se mantivera poupando os filhos das reiteradas atitudes infelizes do esposo.

Após o sepultamento, os filhos, em comoção geral pela dor da perda, aliada à indignação em face do que fora narrado, se reuniram e fizeram um julgamento passional do pai na própria presença dele, que não teve outra escolha a não ser sair de casa imediatamente. À medida que os dias foram se escoando, os filhos acabaram dando-se conta de que tinham exagerado com o pai, e que haviam, mesmo, sido cruéis. Em vão buscaram encontrá-lo.

Os meses correram e o filho protagonista da revelação feita pela mãe se sentia muito culpado, mormente porque fora o estopim da revolta dos irmãos naquele dia fatídico.

Anos depois, a família recebia de cidade próxima um telefonema do pai. Uma filha imediatamente tomou um avião e foi ao seu encontro.

O reencontro foi breve. O pai agonizava numa enfermaria de indigentes. Logo após cumprimentá-lo, ainda impactada pelo cenário melancólico, a filha percebeu que o pai apenas aguardava sua presença, de vez que falecera, sem que ela tivesse tempo sequer de falar sobre o arrependimento da família.

Com a nova ocorrência, o filho ampliou sua culpa, posto que não conseguira o perdão do pai.

O tempo só fazia o remorso dilacerar mais o seu coração.

Cansado de sofrer, pedia para Deus, nas asas da prece, reiteradamente, a oportunidade de se livrar do remorso.

Certo dia, orando, sentiu-se fora do corpo, enquanto via uma mulher iluminada aproximando-se e arrimando um homem alquebrado que caminhava de cabeça vergada para o chão.

Foi sendo tomado de um sentimento de perplexidade, pois percebeu que se tratava de sua mãe, como uma enfermeira a conduzir seu pai.

Disse-lhe sua mãe:

-Meu filho, nem você nem seu pai têm paz! Vocês cultuam o remorso, improdutivamente.

O pai e o filho choravam, convulsivamente.

O filho expressou, então, sua dor ao pai pedindo perdão pelo fato de ter sido demasiadamente impulsivo e cruel com ele.

O pai retribuiu apenas com o pranto, manifestando seu sofrimento pelo tipo de vida que tivera perante a esposa e junto aos filhos no lar; e, também, pela fuga envergonhada após a condenação dos filhos.

Reconciliação recíproca. Sempre é tempo!

Agora, o filho procurava o médico para tratar das consequências corpóreas que a punição lhe imputara ao longo do período em que havia cultuado a culpa venenosa.

* * *

Fazemos uma idealização psicológica de como são nossos pais, muitas vezes bem distante da realidade existencial deles, como também temos dificuldades em atualizar, ao longo do tempo, a imagem que deles criamos. É rotineiro cristalizar percepções infantis, olhando os pais, por exemplo, como se fossem eternamente fortes, protetores e nutridores, quando eles envelheceram e já não dispõem mais de forças, estando frágeis e carentes, aguardando dos filhos atenção e cuidados.

Por fim, para equilibrarmos a tendência à supervalorização dos erros deles em detrimento dos acertos, é indispensável colocarmos, no prato da balança da herança recebida, os conteúdos positivos de vida com que eles nos brindaram dentro das limitações que os caracterizavam.

Mesmo quando nossos pais foram infelizes ao desincumbirem-se das suas funções, cabe-nos olhar para a educação que receberam dos nossos avós e, prontamente, perceberemos que eles igualmente foram vitimados.

Desse modo, saberemos garimpar*, da nossa histórica convivência com eles, não só cascalhos, mas também pedras preciosas.

Por isso, é indispensável arrolar as atitudes positivas, ainda que sejam os pequenos e pontuais gestos de dedicação, afeição, ternura, cuidados; até mesmo reconhecer que, quando erravam, havia uma intenção positiva por trás.

E, finalmente, reconhecer que, no mínimo, nos proporcionaram um corpo para esta reencarnação. E isto, por si só, seria motivo relevante para honrarmos nosso pai e nossa mãe, perdoando-os.

Capítulo 10

PERDÃO AOS FILHOS

Traziam-lhe criancinhas para que as tocasse, mas os discípulos repreenderam eles. Mas, vendo (isso), Jesus indignou-se e disse-lhes: Deixai vir a mim as criancinhas e não as impeçais, pois delas é o Reino de Deus.[62]

Os filhos são empréstimos do Criador para que os encaminhemos no bem, como cocriadores que somos na posição de pais.

São espíritos de diferentes níveis evolutivos, a nós confiados, aguardando a semeadura da educação pelas vias do amor, a fim de lograr vencerem-se a si mesmos, alcançando os objetivos traçados antes da reencarnação e, desse modo, evoluindo.

Raramente são almas com grandes valores intelectuais e morais já conquistados. Frequentemente, trata-se de espíritos de evolução mediana, quando não, muito limitados, apresentando necessidades múltiplas, notadamente na esfera afetiva e ético-moral.

Em certos lances, os filhos desde o berço revelam deficiências físicas ou denunciam carregar distúrbios emocionais

[62] *O Novo Testamento*, Marcos, capítulo 10, versículo 13 e 14.

ou desequilíbrios psiquiátricos graves, caracterizando, habitualmente, vínculos de reajustes com os pais, antigos cúmplices de delitos perpetrados em parceria, agora chamados ao necessário perdão em grupo.

Em outras ocorrências, somente na adolescência é que vão revelar os comportamentos desafiadores resultantes dos conflitos entre a bagagem espiritual que trazem do passado e a que receberam dos seus pais, no presente.

Em várias circunstâncias, vamos encontrar espíritos antipáticos, senão inimigos dos pais, a exigirem, desde as primeiras horas no corpo, o cultivo de uma cultura de perdão para facear* pendências ou animosidades remanescentes de um passado próximo ou distante, que se patenteiam nos mínimos gestos da convivência familiar.

Igualmente comum é a reencarnação, como filhos, de espíritos que lesaram duramente aqueles que hoje são seus pais, despertando, nestes, sentimentos negativos inconfessáveis, que só à custa de muito esforço lograrão atenuá-los por meio do exercício cotidiano do perdão.

Quantas triangulações emocionais passionais do pretérito reaparecem no palco das relações entre pais e filhos reclamando, mormente dos pais, os cuidados no manejo do perdão para as reconciliações necessárias, evitando que se reincrementem mágoas e remorsos que ainda ressumam de outras vivências encarnatórias não solucionadas...

Outras inúmeras situações mobilizam os pais para o caminho do perdão, quando os filhos:

– não lhes correspondem às trocas afetivas, numa frieza contumaz*;

– negligenciam o patrimônio educativo recebido, agindo em frontal colisão com os nobres valores éticos parentais;

– mostram-se ingratos, renegando seus tutores ao esquecimento no abandono asilar;

– conspurcam* a idoneidade familiar com atitudes criminosas, usando o nome dos seus progenitores;

– usurpam e dilapidam, à revelia dos seus tutores, os bens materiais da família;

– brigam entre si e com seus pais por motivos de herança;

– etc.

Também é verdade que existem vicissitudes em que os pais guardam ressentimentos impróprios, em razão das suas próprias limitações ao interpretar equivocamente* o comportamento dos filhos, quando estes:

– não correspondem ao modelo de filhos que foram idealizados* por seus genitores;

– não seguem o caminho profissional que os pais tentam sutilmente lhes impor;

– não optam por se casar com a nora/genro que os progenitores elegem como o ideal;

– rejeitam morar na mesma casa ou prédio em que residem seus tutores;

– não educam seus descendentes do mesmo jeito que seus pais julgam ser o melhor;

– passam a cultivar crença religiosa diferente da parental;

– etc.

Em qualquer situação, tendo ou não razão, cabe aos pais buscar o amor-perdão como escolha libertadora, a fim de selarem sua missão educadora na Terra, devolvendo os filhos ao Genitor Celeste, relembrando a atitude de Jesus na cruz, diante da suprema ingratidão dos seus tutelados-filhos, quando disse: "Pai, perdoa-lhes, pois não sabem o que fazem." [63]

---

[63] *O Novo Testamento*, Lucas, capítulo 23, versículo 34.

Capítulo 11

PERDÃO AO (À) CÔNJUGE

Mas como continuavam a interrogá-lo (Jesus), desencurvou-se e lhes disse: Quem dentre vós estiver sem pecado atire sobre ela a primeira pedra.[64]

A esposa apresentava enxaqueca importante desde criança, de forma intermitente.

Todas as vezes que entrava em crise, o esposo sofria demasiadamente, a ponto de ficar mais inquieto do que a parceira, como se fosse ele quem estivesse com a cefaleia. Imediatamente viabilizava remédio, e saía incontinênti* para comprá-lo, ante a leve ameaça de faltar medicação.*

Quando ela ia ao hospital, ou ficava insone, à noite, era de impressionar a presença dele, sempre ao lado, revelando angústia desproporcional.*

Curiosamente, a esposa se irritava com ele quando começava a entrar em crise, passando a cobrar-lhe atenções e cuidados de modo implacável.

---

64 *O Novo Testamento*, João, capítulo 8, versículo 7.

* * *

Ela foi à busca de ajuda terapêutica, descobrindo, para sua surpresa, a causa da sua enxaqueca em outra vida, quando morrera com a cabeça esmagada.

Via-se, depois da desencarnação, com ódio do homem que lhe ocasionara o tipo de morte.

Descobriu, ainda, que a mágoa estava motivando a enxaqueca.

E que aquele homem era o seu esposo na vida atual.

* * *

Perante os problemas e conflitos na relação a dois, surgem, rotineiramente, desdobramentos que se revelam desafiantes à estabilidade do casamento, em razão da necessidade de o casal ter que lidar com lesões afetivas, mágoas e culpas de proporções variadas.

Às vezes, são situações de pequena monta, de fácil encaminhamento; todavia, em outras circunstâncias, o volume de dor acionado entre o casal é de tal monta que requer uma conduta de excelência da parte de ambos, a fim de se solucionar a questão em foco.

Inúmeros episódios simplórios, repetidos sistematicamente, por vezes coroam os anos de convivência, chamando a dupla para o exercício da tolerância e paciência recíprocas ao longo da jornada.

Em certas ocasiões, entretanto, há eventos pontuais que representam verdadeiros *tsunamis,* ameaçando engolir os parceiros, afogando-os nas águas turvas do remorso e do ressentimento, tal como acontece nos desrespeitos graves, nas agressões verbais e/ou físicas, traições, etc.

Nessas oportunidades, o perdão sempre é uma necessidade-desafio para ambos, que ambicionam a sobrevivência do matrimônio e, por extensão, da unidade familiar.

Desse modo, sendo menor ou maior a problemática apresentada, é indispensável avaliar o processo de interação entre o que lesou e aquele que se sentiu lesado, objetivando buscar medidas adequadas para cada situação de per si, bem como para o conjunto do relacionamento.

Genericamente, poderíamos comparar cada lesão como uma infração que tem um determinado peso (significado) para cada membro do casal, sendo comum apresentarem aferições diferenciadas para um mesmo fato.

Didaticamente, poderíamos catalogar essas infrações e suas respectivas penas, apresentando-as com as possibilidades de soluções.

Quatro seriam as infrações, com suas correspondentes penalidades (correções):

Infração leve administrativa – pena: advertência.

Contravenção – pena: multa.

Lesão corporal grave – pena: reclusão.

Crime hediondo – pena: prisão perpétua.

Aqui não está em jogo uma análise jurídica; apenas uma analogia, para emprestar melhor compreensão à dinâmica conjugal na superação ou não das lesões afetivas.

A qualificação da infração e a pena/correção correspondentes dependem dos envolvidos na trama relacional, podendo haver coincidência ou não na forma como ambos atribuem significado ao mesmo fato.

* * *

É natural que se cometam muitas *infrações leves* nos ensaios evolutivos do dia a dia, sendo isso de fácil acolhimento, porque aquele que se sente lesado comete faltas equivalentes com a mesma frequência. Espíritos ainda imperfeitos fazem movimentos muito imaturos, e se tornam comuns falas, gestos e atitudes inadequados, que requerem, do parceiro atingido, o exercício de competências para o crescimento por meio da compreensão e da indulgência; da paciência e da brandura; ao tempo em que um deverá fazer a "advertência" necessária, a fim de que o outro, "pagando a pena", aprenda e se corrija.

A "advertência" é um "toque" amoroso para o outro, feito por meio de uma palavra, uma conversa, uma ação, um silêncio eloquente, etc., cabendo ao outro "ouvir", recebê-la, a fim de reconsiderar o seu comportamento impróprio e mudar sua atitude.

* * *

Na *contravenção* se estabelece a mesma dinâmica, apenas revelando uma falta maior, mais intensa, exigindo do atingido maior dose de esforço para acolher o outro que, a seu turno, precisa pagar uma "multa". Isto pode ocorrer por meio de uma reparação capaz de anular, dentro do outro, a falta cometida; e, assim, a reconciliação se concretiza, trazendo amadurecimento conjugal.

Nessa ocorrência, há necessidade de mais tempo para se elaborar o perdão, tendo em vista que a "multa" requisitará muitos diálogos, envolverá diversas ações restauradoras; enfim, uma mudança de atitude até que o ofendido se sinta "indenizado" e o ofensor, quitado em sua consciência.

* * *

Quando o erro é grave na relação, ou seja, o equivalente a uma *lesão corporal grave*, só um grande esforço mútuo feito pelo casal logrará superar o conflito deflagrado. São as lesões afetivas caracterizadas por traições, ofensas dilaceradoras, mentiras graves, atitudes muito desrespeitosas, abandonos desproporcionais, agressões morais e/ou físicas, etc., que dilaceram os tecidos da conjugalidade com consequências imprevisíveis, em face da dor profunda que geram.

Essa hora reclama a presença do perdão como manifestação do amor em graus supremos. Não só por aquele que se sentiu lesado, e será chamado ao heteroperdão, mas também pelo autoperdão que o ofensor deverá se conceder, na medida em que buscar reparar a falta grave cometida junto ao seu parceiro de acasalamento.

Natural que só com a decisão de ambos os parceiros pelo caminho do perdão, auxiliados pelo tempo, poderá se viabilizar o reatamento da relação afetada.

Haverá uma pena–correção de "reclusão", caracterizando um período de tempo em que o casal investirá muito na recuperação do sentimento mutilado, devendo o salteador afetivo experimentar um esforço grande na sua "reclusão" para reparar a própria consciência resgatando, junto ao outro, as consequências do seu ato equivocado. Enquanto isso, cabe ao ofendido o esforço por dissolver a mágoa, a fim de permitir espaço interior que favoreça o encaixe para um novo acasalamento com a mesma pessoa.

* * *

Quando a lesão ainda é mais grave, caracterizando um *crime hediondo*, a separação será inevitável. Neste caso, a pessoa qualifica a lesão como uma crueldade, não encontrando mais espaço de confiabilidade e respeito, segurança e intimidade para a manutenção do relacionamento. Dá-se a pena da "prisão perpétua", ou seja, a morte do amor conjugal.

Mesmo nessa circunstância – o fim do casamento –, o perdão jamais deve deixar de ser buscado como medida de sanidade global, tanto para tratar o rancor por aquele que saiu ferido, quanto para curar o remorso por aquele que foi o agenciador da dor cruel.

Negligenciar o perdão é criar doenças físicas graves no futuro, depois que as emoções não tratadas escoarem para o corpo.

Sem perdão, haverá bloqueios para novas interações afetivas, que, mesmo que se estabeleçam se ressentirão dos miasmas*, das feridas ainda abertas pela separação traumática.

E, não poucas vezes, a obsessão se instala valendo-se dos ressentimentos e culpas tóxicas, imobilizando os indivíduos que terminaram o acasalamento.

* * *

Conclui-se, portanto, que não basta a escolha pela reconciliação para que esta se estabeleça. É necessário considerar três variantes envolvidas no processo da reconciliação: o tamanho da lesão; a competência de ambos em perdoar; e o tempo que cada um precisará para percorrer o caminho do perdão.

No que tange ao TAMANHO DA LESÃO, pode haver desencontro quanto à qualificação do erro cometido: o que para um é banal, "infração leve", para o outro é "contravenção"; o que para um é "hediondo", para o outro é "lesão corporal grave", e vice-versa. Se não houver consenso quanto ao significado da lesão, igualmente não haverá sintonia quanto à "pena a pagar", e, por isso, demandará maior soma de esforços para a solução do conflito.

Naquilo que diz respeito à COMPETÊNCIA PARA PERDOAR, existirão diferenças quanto ao nível evolutivo dos espíritos envolvidos, e, desse modo, refletindo no desempenho de cada um para um resultado final feliz ou não, conforme sejam, respectivamente, maiores ou menores os seus valores morais.

Quanto ao TEMPO, haverá diferenças que variam de acordo com os dois fatores anteriores. Às vezes, a reconciliação é imediata, com um pedido de desculpas, porque a falta é banal; em outras ocorrências, a reconciliação exigirá um longo tempo, uma longa caminhada no perdão, quando a falta é grave; e ainda noutras, cruéis, não haverá reconciliação matrimonial, mesmo que o perdão se concretize com o passar de largo tempo; e por fim, infelizmente, acontecerão situações em que não haverá nem reconciliação conjugal nem perdão nesta vida, sendo transferidos para outras encarnações os conteúdos conflitivos, como um carma negativo esperando sua dissolução por meio de maior cota de amor.

Ocorrerão muitas circunstâncias em que um conseguirá concluir o perdão (a si e/ou ao outro), enquanto que o outro ficará mumificado na sua negatividade (rancor e/ou remorso), inviabilizando a ressonância da conciliação.

* * *

Por isso é de bom tom lembrar a assertiva dos espíritos convidando-nos a reflexão: “**Farás, enfim, o que desejas que o Pai celestial por ti faça. Não está Ele a te perdoar frequentemente? Conta, porventura, as vezes que Seu perdão desce a te apagar as faltas?**” [65]

---

[65] O Evangelho segundo O Espiritismo, capítulo 10, item 14.

Capítulo 12

PERDÃO AOS INIMIGOS

Ouvistes o que foi dito: Amarás o teu próximo e Odiarás o teu inimigo. Eu, porém, vos digo: Amai vossos inimigos e orai pelos que vos perseguem, para que vos torneis filhos do vosso Pai, que está nos céus, já que seu sol desponta sobre maus e bons, e cai chuva sobre justos e injustos. Pois, se amais os que vos amam, que recompensa tendes? Não fazem o mesmo os publicanos?66

O convite dos espíritos superiores é claro e insofismável*: ***Amar os inimigos é perdoá-los e retribuir-lhes o mal com o bem.***[67]

Se o perdão, por natureza, se constitui num desafio ao ser humano em seu caminhar existencial, o que não dizer quando ele necessita ser exercido na relação com um inimigo?

Se já é complicado sermos indulgentes com aqueles que nos querem bem, e de manejo complexo a tolerância com

---

66 *O Novo Testamento*, Mateus, capítulo 5, versículos 43 até 46.

67 O Livro dos Espíritos, questão 887.

aqueles que nos amam, então, quão mais desafiador será o perdão – como exercício amoroso – aos que nos maldizem, nos odeiam e nos perseguem?

Em verdade, a dificuldade se estabelece porque há correspondência dialética* entre as limitações internas e as demandas externas, ou seja, há conexões intrínsecas das imaturidades e pontos cegos que carregamos interiormente com aquilo que aparece dos outros, surgindo, assim, os conflitos em nossas interações interpessoais.

Portanto, há necessidade de refletirmos sobre os tipos de inimigos e onde eles estão para melhor esquadrinhar o amor em sua qualificação suprema – o perdão.

Sempre que falamos em inimigos, logo pensamos nas pessoas que se colocam como nossos adversários, buscando nos atingir.

Entretanto, há inimigos mais próximos e mais difíceis de serem amados e perdoados. São os interiores. Aqueles que habitam a intimidade do nosso ser – as nossas imperfeições. Que se escondem e nos tornam reféns, suprimindo nossa liberdade e sabotando nosso anseio de felicidade na vida.

São esses os inimigos que violam a nossa inteireza, fragmentando-nos por dentro e nos impondo conflitos emocionais, crises existenciais, perturbações obsessivas, bem como atrapalhando nossa movimentação social e nos legando enfermidades orgânicas das mais simples até as excruciantes*.

São esses "inimigos" internos que nos conectam com os inimigos externos e os mantêm, impedindo-nos a marcha do perdão. Se não existe perdão dentro do "país da nossa própria alma", em vão esperaremos pelo perdão aos adversários de fora.

É imprescindível amar os inimigos que nos habitam para lograrmos alcançar nosso próprio perdão, abrindo, assim, espaço no coração, a fim de perdoar aos nossos oponentes exteriores.

* * *

Pedro e Judas, simbolicamente, representam duas possibilidades de escolha em relação à andança do perdão.

Judas, dominado pelo inimigo interno – a sede de poder temporal – vende Jesus por algumas moedas aos sacerdotes que lhe manipularam a consciência, usando a sua fragilidade psicológica.

Depois, quando se dá conta de que fora engodado pelos inimigos externos, faz a escolha por fechar-se para a caridade a si mesmo, sabotando a sua caminhada ao autoperdão. Desse modo, entra em remorso, elegendo a punição em vã tentativa de matar o inimigo interior que o traíra, e, lamentavelmente, se suicida.

Pedro lida com seu inimigo interior – a sua fragilidade – de forma diferente. Após trair Jesus negando-O três vezes, cai em si e escolhe o pranto como desabafo. Em seguida, levanta-se para fazer uma jornada de realinhamento moral, erguendo-se paulatinamente pelo autoperdão, até se constituir num dos maiores discípulos do Evangelho.

A transformação da sua fraqueza em força chegou ao nível de propor, no momento da sua morte, que sua crucificação se fizesse de cabeça para baixo, posto que de cabeça para cima somente Jesus fora digno.

* * *

Jesus escandalizou seus contemporâneos ao proclamar um novo e grandioso mandamento – até então inexistente na cultura do Seu tempo e de Seu povo – o amor aos inimigos. Ousa anunciá-lo dois mil anos atrás, quando ainda hoje é uma matéria demasiadamente árdua de ser concebida desde as relações domésticas até as internacionais.

Todavia, Ele não somente revelou uma teoria, julgada utópica, mas a exemplificou em sua prática cotidiana, demonstrando ser possível tal façanha.

Por ser ***Ele o mais puro de quantos têm aparecido na Terra***[68], vivia em paz consigo mesmo, sem a presença de inimigos internos; portanto, sem os conflitos intrapessoais que nos caracterizam.

Assim, amou àqueles que se colocaram como seus inimigos externos: os sacerdotes impiedosos, os fariseus hipócritas, o soldado que o esbofeteou, a Pilatos, dominado pelo poder temporal, a multidão odiosa em torno da cruz...

Foi mais além, e amou também àqueles que se comportaram de modo infiel: a Pedro, na sua fragilidade; a Judas, no seu engano; aos discípulos que dormiram no Horto das Oliveiras; aos beneficiários da Sua bondade, que não O defenderam; e a todos os que sequer votaram a Seu favor, no plebiscito infame que libertou Barrabás em detrimento da Sua presença de peregrina da paz condenada à cruz do martírio.

Perdoou a todos, volvendo três dias depois da hedionda ingratidão – a crucificação – ao convívio de todos, sem fala queixosa nem silêncio ressentido; sem cobrança rancorosa nem atitude hostil... Apenas amor! Amor aos amigos e aos inimigos! Sigamo-Lo!

---

68 O Livro dos Espíritos, comentário da questão 625.

Capítulo 13

PERDÃO E ESQUECIMENTO

Disse-lhe Jesus: Ninguém que põe sua mão no arado e olha para {as coisas de} trás é apto para o Reino de Deus.[69]

Com frequência, indaga-se como funciona o esquecimento em face do perdão.

Esquecer é uma ocorrência que fala de fatores corpóreos, psicológicos, espirituais...

Biologicamente, vários fatores podem nos levar ao esquecimento. São processos infecciosos e tumorais, degenerativos e metabólicos, medicamentosos e alimentares, patologias senis e traumas físicos, etc.

Psicologicamente, esquecemos para nos defender de lembranças tormentosas e traumáticas; para nos proteger de ameaças e agressões emocionais; para enfrentar situações de desconforto e sofrimento, entre outras.

Espiritualmente, esquecemos quando fazemos a viagem do renascimento rumo aos novos aprendizados, expe-

[69] *O Novo Testamento*, Lucas capítulo 9, versículo 62.

rimentando a influência corpórea; também por intervenções obsessivas...

Não obstante todos os esquecimentos citados, tudo está guardado em nosso espírito através do perispírito, em memórias indeléveis* que aos poucos vão sendo abordadas, elaboradas e integradas de forma consciente ao nosso ser.

* * *

No que tange ao perdão, o esquecimento é evento que pode ser interpretado de diversas maneiras.

Quando o episódio é muito lesivo, podemos esquecer por não darmos conta de fazer um enfrentamento; por isso, egoicamente nos defendemos com uma amnésia* temporária, reprimindo a lembrança, a fim de não ficarmos paralisados pela dor, tal como acontece, por exemplo, nos quadros de estupro de uma criança de oito anos.

Portanto, em acontecimentos similares como em outros de igual complexidade, o esquecimento temporário é uma bênção que a pessoa elege como a melhor alternativa para lidar com um trauma, poupando-se de assumir atitudes muito destrutivas ou desequilibradas, como o suicídio ou o homicídio, ou mesmo evitando surtos anunciadores da instalação de transtorno mental, etc.

Não significa, entretanto, que essa amnésia represente solução definitiva; antes, é um adiamento para que, quando o ser estiver em melhores condições de maturidade, se efetive um enfrentamento mais adequado daquela questão dolorosa pendente.

Logo, é compreensível que este conteúdo conflitivo fique atuando de forma inconsciente na vida da pessoa, trazendo dificuldades e problemas até que o indivíduo, mais amadurecido, possa trazer à tona a lembrança dilaceradora para tratá-la.

Há outras situações em que o esquecimento decorre do longo tempo transcorrido sem que tenhamos solucionado o problema, de tal modo que o evento foi ficando adormecido com o passar dos anos. Todavia, isto não representa perdão, posto que, caso se cutuque essa memória, imediatamente se percebe o visível desconforto naquele que carrega a lembrança negativa.

Observamos, também, a reencarnação trazendo muitas lembranças ruins "apagadas" que, ao serem espicaçadas por alguma circunstância, afloram em intensidade impressionante, devido aos conteúdos inconscientes de rancor e/ou remorso de que se revestem.

Finalmente, noutra interpretação, "esquecer" representa a superação pelo perdão de uma dor configurada num ressentimento e/ou culpabilidade. Nesta posição, a pessoa lembra-se do fato, mas não tem mais sofrimento, não mais é afetada negativamente pela reminiscência*. Ao recordar-se daquele lance que no passado foi doloroso, agora é capaz até de sorrir. É que a dor passou e ficou só o aprendizado.

Aliás, isto representa um bom indício na avaliação de como nós estamos em relação aos fatos que nos marcaram negativamente no passado.

Quando evocamos a memória do ocorrido e sentimos desconforto no corpo (sensações desagradáveis) ou/e na emoção (sentimentos ruins), ou/e na mente (pensamentos alterados), é forte indicativo de que o problema ainda não foi devidamente solucionado, havendo pendências sinalizadoras de que o trabalho do perdão ou não foi feito, ou ainda não foi concluído.

É nesse sentido que os espíritos afirmaram o perdão como esquecimento[70], ou seja, "esquecer" significa ausência de energia (fluido) negativa ao se reencontrar (ou rememorar)

---

[70] O Evangelho segundo o Espiritismo, capítulo 10, item 15.

algo ou alguém: nem sensação física desagradável nem distonia* emocional; nem desestabilização mental nem sintonia de baixo teor vibratório espiritual. Apenas paz no espírito!... E consequente serenidade no psiquismo, equilíbrio no sentimento e harmonia no corpo.

Capítulo 14

E SE EU NÃO CONSIGO PERDOAR?

Então, aproximando-se Pedro, disse-lhe: Senhor, quantas vezes meu irmão pecará contra mim e o perdoarei? Até sete vezes? Jesus lhe diz: Não te digo que até sete, mas até setenta (vezes) sete.[71]

A vida, frequentemente, traz eventos dolorosos que ultrapassam os limites das ocorrências cotidianas.

Essas circunstâncias funestas, noticiadas pela mídia em geral, parecem estar muito distantes da nossa realidade existencial, como se jamais pudessem nos alcançar, mesmo porque há uma rejeição inconsciente pelo tamanho de sofrimento que geram em torno dos protagonistas* e dos vitimados*.

Tais nefastas conjunturas surgem como desafios ao perdão, seja porque a vicissitude enfrentada é demasiadamente grande para uma solução pronta e imediata , seja porque quem é atingido tem precária maturidade no amor

[71] *Novo Testamento*, Mateus, capítulo 18, versículo 21 e 22.

para facear* a lesão que se apresenta como mágoa e/ou culpabilidade.

Assim comparecem, surpreendendo:

– a traição de um cônjuge que sempre se mostrou fiel;

– um abortamento provocado, contrariando princípios éticos familiares;

– o sócio-amigo que trapaceia, saindo da empresa e deixando o outro na falência;

– uma ingratidão filial, acompanhada de agressão física aos pais;

– uma calúnia, que macula socialmente toda uma vida de honradez;

– um pai que, após humilhar o filho, deserda-o;

– o estupro de um filho;

– um assassinato;

– um suicídio, em que todos se culpam;

– etc.

Essas e outras situações-problema nos afetam radicalmente, quer estejamos na posição das vítimas (mobilizando energias de rancor, ódio, vingança...), quer experimentemos o lugar dos verdugos* (acionando conteúdos de remorso, autodesprezo, autoflagelação...).

Em ambas as alternativas, há muita dificuldade para fazermos o caminho do perdão.

* * *

Caso a pessoa se decida pelo não perdão, a direção é negativa, sombria, anunciando mais sofrimentos... desnecessários.

Quando se é alvo de uma atitude lesiva praticada por outrem, há tendência para uma reação impulsiva, instintiva, na própria defesa. Isso gera um "troco" de igual intensidade ou pior, na tentativa de "limpar" a honra, "salvar" a dignidade, "fazer justiça", podendo-se, às vezes, chegar ao cúmulo do homicídio.

Quando se é o autor da ação nefasta, a culpa tende a paralisar-nos, fixando-nos na rotatória do remorso. Surgem, à busca de "soluções", comportamentos quase sempre direcionados para a fuga ou para a autocondenação, seguidos de autopunição configurada por atitudes crescentemente autodestrutivas e/ou enfermidades graves – sejam doenças físicas, sejam transtornos mentais -, não raro culminando com investidas para o suicídio.

Na efetivação dos descaminhos extremos e radicalmente infelizes (homicídio e suicídio), as repercussões podem precisar de uma ou várias encarnações, até que se escoem e saneiem todas as consequências devastadoras perpetradas.

* * *

Quando a pessoa opta pelo perdão, o rumo é positivo, clarificador, prenunciador de crescimento e paz futura, mesmo sabendo tratar-se de um *tsunami* existencial.

É claro que, depois desta escolha por se trilhar o caminho do perdão, despontará o grande desafio, em razão da enorme dificuldade de perdoar o outro ou de se perdoar.

Em geral, a pessoa grandemente ferida tende ao impulso imediato do contra-ataque. Mas mesmo coibindo o revide, a dor sofrida requer tempo para ser diluída.

Portanto, ainda que se opte pelo perdão, habitualmente, não se consegue fazê-lo prontamente, dada a intensidade da falta recebida ou cometida.

Nesta instância surge, pelo menos inicialmente, certa impotência para avançar nesse caminho. Há muita dor para pouco amor. Parece impossível a marcha. Existe uma propensão para a desistência em fazer o bom combate.

* * *

O Espiritismo nos ajuda a vislumbrar como fazer essa jornada, ensinando-nos as bases para o autoenfrentamento na superação dos nossos próprios limites, a fim de conquistarmos a vitória sobre nós mesmos pelo autoperdão ou pelo aloperdão*.

HUMILDADE é o passo inicial. Aceitar que não somos capazes de perdoar (ou perdoar-nos) prontamente. Mas também reconhecer que já escolhemos a direção certa, rejeitando a própria criminalização com autocastigos, abdicando de nutrir o remorso, bem como abrindo mão de vinganças e ódios, desistindo de alimentar o rancor contra o ofensor.

* * *

Outra atitude é admitir que SOMOS LUZES[72] capazes de amar sempre um pouco mais, confirmando a nossa realidade essencial de filhos de Deus; portanto, que *somos deuses,* como reafirmava Jesus.[73] E, por extensão, que somos capazes de fazer o bem que Ele fez e muito mais.[74]

Esta certeza sobre a nossa destinação deificadora* nos habilita a avançar assumindo nossa condição de seres em evolução, sempre crescendo. E, mesmo se estivermos colapsados naquilo em que nos encrencamos, podemos nos exercitar no amor, infatigavelmente, em vários outros setores da vida: jun-

---

72 *O Novo Testamento,* Mateus capítulo 5, versículo 14.

73 Idem, João, capítulo 10, versículo 34.

74 Idem, capítulo 14, versículo 12.

to às plantas, aos animais, ao planeta e, sobretudo, junto a outras pessoas que não conhecemos.

* * *

Assim sendo, além da CARIDADE junto aos nossos familiares e amigos, podemos eleger uma ação voluntária no campo da solidariedade social, selecionando entre crianças, jovens, adultos, idosos, doentes, etc., um espaço neutro, objetivando exercitar a fraternidade e, desse modo, ganhando competência amorosa progressiva, como faz um atleta que treina horas e horas, diariamente, aprimorando-se para enfrentar, um dia, uma competição olímpica (a encrenca maior).

Algo semelhante ocorre na arte de perdoar às grandes dores da alma. De tanto exercitar a faculdade de amar, um dia nos descobrimos habilitados ao perdão maior, àquele que supera os enormes desafios antes exemplificados.

Mediante o treino da compaixão, por meio de perdões menores, em circunstâncias menos exigentes, é que nos vamos categorizando para desempenhar atitudes amorosas cada vez mais audaciosas, até chegarmos ao perdão "olímpico".

Trata-se se uma verdadeira "musculação" da alma, favorecendo-nos remover, por meio do amor, uma multidão de erros[75] que cometemos, ou de mágoas que acumulamos.

* * *

O uso da PRECE, como recurso despertador da luz que trazemos no íntimo, fará com que nos descubramos mais

[75] Bíblia Sagrada, I Epístola de Pedro, capítulo 4, versículo 8.

tolerantes e indulgentes, especialmente quando orarmos em intenção de quem haja cometido a falta grave.

Orar regularmente. Nem a escassez de quem se nega a olhar para o sofrimento, como se desse modo ele fosse deixar de existir; nem, tampouco, a fixação neurótica na dor, através de pensamentos contínuos e torturantes, no pretexto de rezar.

Prece como identificação com Deus, para se banhar e assimilar Suas energias sublimadas, com as quais ganharemos leveza e força pacificadora, a fim de continuar avançando para a frente e para o alto.

* * *

De tanto PERSEVERAR e nos exercitar nos treinos da caridade (que é o amor em expansão) e da oração, acabamos nos liberando, naturalmente, dos fardos pesados do remorso e/ou rancor que, inicialmente, pareciam impossíveis de ser removidos por uma ação reparadora.

Com a vitória sobre nós mesmos, vem o aprendizado/crescimento com que nos transformamos em pessoas outras, maiores e melhores do que éramos antes da vicissitude que parecia ser o fim de nossa vida, mas que, ao contrário, acaba por se transformar em motivo de outro RENASCIMENTO.

* * *

Em resumo, os seis movimentos didaticamente inter-relacionados:

1. Humildade: acolher humildemente nossa limitação em perdoar, diante de grandes dores que nos fizeram ou que perpetramos.

2. **"Vós sois a luz do mundo":**[76] reconhecer que temos um potencial de amor-perdão aguardando seu desabrochar.

3. **Caridade:** exercitar a compaixão, incansavelmente, em todas as circunstâncias da vida, e, especialmente, o amor-perdão em outras situações de menores exigências.

4. **Prece:** usar a oração sistematicamente, objetivando criar ambiente cada vez menos hostil ou mais favorável, de modo a arrefecer* sentimentos negativos, e fazer surgir a compaixão necessária para diluir o ressentimento e/ou a culpa tóxica.

5. **Perseverança:** dar-se conta de que somente pelo esforço contínuo na oração e na caridade – exercidas em situações menos difíceis – irão sendo criadas, de forma imperceptível, as condições para a reparação das grandes dores pendentes; desse modo, perdoando aos outros e/ou a si mesmo.

6. **Renascimento:** concluindo o perdão, assimilamos o aprendizado proporcionado pela vicissitude – agora superada –, e nos transformamos em pessoas melhores, porque mais sábias e mais amorosas.

---

[76] *O Novo Testamento*, Mateus capítulo 5, versículo 14.

Capítulo 15

..E O CAMINHO DO PERDÃO

Portanto, todo aquele que ouve estas minhas palavras e as pratica será comparado ao homem prudente, que edificou sua casa sobre a rocha.[77]

A Sociedade (Sociedade Parisiense de Estudos Espíritas) tem por fim o estudo de todos os fenômenos relativos às manifestações espíritas e sua aplicação às ciências morais, físicas, históricas e psicológicas.[78]

Seja nos aspectos histórico-morais (leis de amor que regem nossa história de vida), seja nos ângulos físico-psicológicos (leis de amor que nos afeta o corpo, as emoções, o pensamento, etc.), o Espiritismo detém força suficiente para contribuir com outras ciências no trato do perdão.

Além da conscientização sobre a excelência do perdão como a melhor escolha, a Doutrina Espírita oferece elementos na superação das dificuldades acerca de como efetivá-lo, concretizá-lo, torná-lo realidade comportamental.

---

77 *O Novo Testamento*, Mateus 7, versículo 24.

78 O Livro dos Médiuns, capítulo 30, artigo 1º.

Estar conscientes da necessidade de perdoar e nos decidirmos por esta empreitada não significa consegui-la; ao contrário, constitui-se num grande desafio, por mais esclarecimento que detenhamos.

Às vezes, tem-se completa compreensão da dinâmica em que nos embaraçamos, seja pela culpa intoxicante, seja pela mágoa enregelante. Porém, não é suficiente termos esta consciência para erradicar do coração as sombras que nos infelicitam.

Por conseguinte, na busca deste objetivo é que procuraremos apresentar alguns recursos das ciências acadêmicas, numa interface com o Espiritismo, em verdadeira aliança de conhecimentos. Intentamos, desta forma, beneficiar aqueles que pugnam pelo perdão, mas não conseguem sair da petrificação em que se demoram, ou, então, ficam no meio do caminho sem concluí-lo.

Não são recomendações técnicas complexas nem esotéricas que careçam, respectivamente, de um técnico auxiliar ou de um iniciado. Antes, constituem-se de sugestões simples e lógicas, conquanto eficazes e capazes de ser empregadas com espontaneidade, sem reclamarem o apoio de pessoas especializadas ou gurus.

Não se trata, igualmente, de propostas mágicas, pretensamente miraculosas, como é bem do feitio das pessoas que se apoiam em superstições e crendices. São proposições que falam de uma fé capaz de "encarar a razão face a face" [79], como ensinou Allan Kardec.

Tampouco representam conquistas de poucos esforços, como aqueles que aspiram graças de graça. Ao contrário, cons-

[79] O Evangelho segundo o Espiritismo, capítulo 18, item 7.

tituem-se de ações que requerem vontade firme e perseverante, já que exigem repetições em esforços continuados.

Aliás, o êxito desta estratégia está na disciplina e persistência devotadas à conquista da meta por alcançar, não se desistindo depois das primeiras tentativas aparentemente sem sucesso, bem como na humildade que dará suporte para se enfrentar as dores do orgulho e do egoísmo que logo tentarão sabotar, egoicamente, a vitória do cristo interno manifesto através do amor-perdão.

* * *

É justo que se considere de modo esquemático, para efeito didático, como se dá o tratamento dos conteúdos conflitivos relacionados à culpa venenosa e ao rancor, assim como o de algumas intervenções terapêuticas a cada passo do processo de superação curativa, na caminhada do perdão. Tal processo será mais ou menos demorado, conforme cada situação-problema enfrentada com vistas à elaboração e ao aprendizado, ao crescimento e à evolução de cada aprendiz em seu devir espiritual.

Sendo assim, podemos considerar como se devem manejar as negatividades (imperfeições) e transmutá-las em positividades (virtudes).

A escada ascensional do perdão sugere gradações que falam das etapas que precisam ser vencidas na direção da sua efetivação.

Eis os degraus (vide no final do capítulo "A escada do perdão"):

a) Desejar, contatar e descobrir.

b) Conviver, conhecer e compreender.

c) Conscientizar e aceitar.

d) Transformar, amadurecer e felicitar.

* * *

a) Desejar para Contatar. Contatar para Descobrir

Pergunta – ***Poderia sempre o homem, pelos seus esforços, vencer suas más inclinações?***

Resposta – ***Sim, e, frequentemente, fazendo esforços muito insignificantes. O que falta é a vontade. Ah! quão poucos dentre vós fazem esforços!***[80]

A primeira movimentação daquele em direção ao perdão é o desejo sincero de mergulhar no mundo do ego fazendo o enfrentamento da encrenca, numa gradual aproximação com vistas a um contato corajoso, porque sem máscaras, sem fingimentos nem desculpismos, numa viagem para o interior da própria alma, onde se asilam as verdadeiras motivações das dores do ser.

Muito comum é a atitude de transferir, total ou parcialmente, o sofrimento que experimentamos – sejam culpas/remorsos, sejam mágoas/raivas -, para os outros, como quem terceiriza responsabilidades, indebitamente, aos pais, filhos, amigos, governos, vida, astros, Deus...

Assim, descobrir estes abscessos e a nossa parte na geração de suas causas reais representa os passos indispensáveis para o seguimento que se pretende no trato das negatividades da pessoa.

A parte sofrida do nosso ser é como um próximo mais próximo aguardando, no nosso íntimo, ser identificado, tratado e qualificado.

---

80 O Livro dos Espíritos, pergunta e resposta 909

Por isso, diante desse "próximo" devemos não só identificar o que há de imperfeito nele, mas também admitir que dessa imaturidade emergirá um aprendizado a ser conquistado.(vide no final do capítulo "A dinâmica da culpa – mágoa a partir do EU").

b) Conviver para Conhecer. Conhecer para Compreender

> **Pergunta–** ***qual o meio prático mais eficaz que tem o homem de se melhorar nesta vida e de resistir à atração do mal?***
> ***Resposta– Um sábio da antiguidade vo-lo disse: Conhece-te a ti mesmo.***[81]

Há necessidade de modéstia e disposição para estabelecer esta etapa, posto que exija arte, a fim de conviver com a nossa sombra psicológica, sem se deixar dominar por ela.

É que, em se reconectando com as mesmas emoções que ficaram sepultadas, mas não mortas, há uma evocação de conteúdos com força tendente a dominação (auto-obsessão), em face da intensidade da dor de que essas memórias ainda estão revestidas: a dor do remorso reaparece tentando imobilizar sua vítima; ou a do ódio que, antes adormecido, se reapresenta querendo dominar quem recorda.

Em sentido inverso, a postura deve resguardar a posição de quem aciona suas lembranças assegurando, porém, o comando de suas próprias recordações dolorosas. E garantindo, desse jeito, com equilíbrio, o acesso ao conhecimento dos porquês de seus sofrimentos, bem como às reais motivações que entreteceram remorsos e/ou rancores, passa-se então a com-

[81] O Livro dos Espíritos, questão 919.

preender a dinâmica psicológica e a forma como essas mazelas foram se estruturando na própria alma.

Desse modo, é possível lidar com o conflito como quem entrevê no lixo a promessa do adubo depois de manejo apropriado, ou como o floricultor que vislumbra a flor que poderá nascer do lodo.

c) Conscientizar para Aceitar

A obediência é o consentimento da razão; a resignação é o consentimento do coração.[82]

Depois da compreensão acerca das causas primárias que estruturam os ressentimentos e/ou os remorsos e da sua psicodinâmica* compondo às vezes uma verdadeira subpersonalidade – já que esta exerce influência e domínio sobre toda a vida da pessoa, ensejando caracterizar uma autoobsessão -, estabelece-se uma nova consciência de como lidar com semelhantes conteúdos altamente perturbadores que, quando não erradicados, abrem campo para interferências espirituais de baixo teor vibratório.

Esta consciência propicia um acolhimento da problemática, revelando uma aceitação ampla, senão incondicional, e possibilitando que se assuma o controle da situação.

Aceitar não é concordar; acolher não representa imobilidade mórbida. Ao contrário, traduz ter-se o comando dinâmico sobre esta parte adoecida da alma que carece ser conduzida para receber tratamento adequado.

Habitualmente, é esta sombra (remorso/rancor) que modela a subpersonalidade que, ignorada, passa a dirigir a vida do indivíduo, ditando-lhe comportamentos, emoções,

---

[82] O Evangelho segundo o Espiritismo capítulo IX, item 8.

pensamentos, etc., tiranizando a vida da pessoa que lhe fica subjugada.

A conscientização e a aceitação propiciam inverter-se esta posição. Admitindo a presença do rancor e/ou culpabilidade, a pessoa torna-se soberana sobre si mesma, acolhendo o conflito como num contêiner de segurança, a fim de poder cuidar de transformá-lo.

d) Transformar para Amadurecer. Amadurecer para Felicitar

> ***(culpado) É aquele que, por um desvio, por um falso movimento da alma, se afasta do objetivo da criação, que consiste no culto harmonioso do belo, do bem, idealizados pelo arquétipo humano, pelo Homem-Deus, por Jesus – Cristo. – Paulo Apóstolo.*** [83]

A fase que se segue é decisiva, porque é a da mudança propriamente dita. Transformação, amadurecimento e felicidade são passos consequentes e indissociáveis.

A transformação implica movimento de dissolução das negatividades e consequentes ações de transmutação, estabelecendo positividades, ou seja, em aprendizados felizes caracterizados por lições virtuosas, que vão sendo aos poucos sedimentadas, determinando amadurecimento e decorrente felicidade.

Portanto, didaticamente, distinguiríamos dois movimentos sinergicamente integrados: dissolução dos remorsos e/ou rancores associada a ações positivas para o perdão.

D.1. Dissolvendo os remorsos e/ou os rancores

[83] O Livro dos Espíritos, resposta questão 1009.

Desse modo, é necessário fazer inicialmente a catarse das emoções destrutivas, desonerando-se do "fardo pesado" que elas trazem; é o desabafo que viabilizará certo nível de limpeza e leveza para a alma.

Observemos o que se dá quando ingerimos comidas estragadas. O organismo responde num automatismo sábio, eliminando as toxinas através dos vômitos e das diarréias, como forma de se livrar da alta carga de toxicidade trazida pelas bactérias contidas no alimento deteriorado.

De igual jeito ocorre com a alma, em sua movimentação a caminho da cura. As dores do ódio e do remorso são venenos ingeridos de que carecemos nos liberar. O desabafo é a estratégia da própria natureza, que nos ajuda a entender os mecanismos da fisiologia do espírito no tratamento de suas encrencas. Do modo instintivo, portanto, sem nos darmos conta, faz-se a catarse das mágoas e culpas falando dessas dores, respirando (bufando) quando estamos com raiva de alguém, etc.

Assim sendo, conscientemente, *FALAR* com alguém capaz de acolher sem julgamentos nosso sofrimento representa boa estratégia para "vomitar" a nossa dor, expurgando parte das negatividades da alma.

A *ESCRITA,* como a *PINTURA* e o *DESENHO,* são outras formas de colocar para fora dores adormecidas ou não, que torturam as pessoas aprisionadas em sentimentos corrosivos.

A *RESPIRAÇÃO* pode ser utilizada como manejo de liberação dos fluidos, das cargas destrutivas que estão fixadas na alma, como remorso, ódio, cólera, ressentimento, etc.

Em idênticas circunstâncias, *CHORAR,* como sugere Jesus – bem-aventurados os que choram --, e nos exemplifica

Pedro após sua terceira negação[84], proporciona similares benefícios, sobretudo quando não representa fixação mórbida e improdutiva na dor.

A *ORAÇÃO* sincera, feita espontaneamente pelo coração, se constitui em instrumento fundamental de alívio, pois encontra o regaço maternal de Deus, recebendo imediata resposta consoladora, mediada pelos bons espíritos que atuam proporcionando bálsamo refrescante.

O *TRABALHO*, como ocupação útil[85], é excelente jeito de drenar demandas emocionais sufocantes, quais as nossas raivas, culpas, ódios, etc., esvaziando conteúdos agudos ou crônicos ameaçadores da saúde de quem é seu portador.

Enfim, pode-se utilizar de inúmeras outras atividades e recursos que facilitem a desoneração da alma entulhada de "lixo nuclear", tais como ESPORTES, CAMINHADAS, ATIVIDADES FÍSICAS em geral, AÇÕES ARTÍSTICAS, OBRAS ARTESANAIS, GRUPOS DE AUTOAJUDA E TERAPÊUTICOS, MEDITAÇÃO, ATIVIDADES ASSISTÊNCIAIS, etc.

Assim sendo, pode-se usar esses e outros recursos conscientemente, intencionalmente,[86] para eliminar os conteúdos emocionais destrutivos, verdadeiros tóxicos da alma, abrindo espaço para a revitalização e reconstrução da saúde física, social, psicológica, mental e espiritual afetadas.

D.2. Ações positivas para o perdão

---

[84] *O Novo Testamento*, Marcos capítulo 14, versículo 72.

[85] O Livro dos Espíritos, resposta à questão 675.

[86] A Gênese, capítulo 14, item 20.

Retomando a comparação com o corpo afetado por intoxicação alimentar, antes citada, é justo se considere que, depois do alívio feito pela diarreia, vômito, transpiração, etc., segue-se o natural abatimento pela perda de líquidos e substâncias necessárias ao bom funcionamento do corpo. O organismo, por isso mesmo, aguarda a reposição de água e de outras substâncias vitais e nutritivas agenciadas pelo próprio indivíduo, ou por meio de ajuda externa complementar, até que o corpo fique completamente refeito, depois de certo tempo de cuidados.

Igualmente sucede com aquele que sentiu o alívio através do desabafo[87]. Após a catarse, é hora da "hidratação e nutrição" da alma. Sozinho ou com a ajuda externa de amigos, religiosos, familiares, profissionais, grupo de autoajuda, etc., se encetará uma viagem amorosa ao restabelecimento do equilíbrio da própria pessoa.

Não é suficiente apenas livrar-se das negatividades; é imperioso, na jornada do perdão, construir virtudes consolidando a mudança de padrão de funcionamento psicobiológico, sociocomportamental e moral-espiritual.

As ações positivas têm o condão não só da reparação justa, mas de promover uma imunização para que não se repitam os mesmos deslizes.

Por tudo isso, é de bom tom detalhar algumas práticas úteis para a fixação do aprendizado na elaboração final do perdão.

Todas as sugestões que se seguem decorrem de uma interiorização[88] que implica autorreflexão para o autoconheci-

---

[87] Evolução em Dois Mundos, II parte, capítulo 19.

[88] O Livro dos Espíritos, resposta à questão 919 a.

mento, autodescobrimento para o autoencontro, e deste para a autoatualização pelo esforço da transformação moral.

São possibilidades que se ajustam sincrônicas e sinfônicas na direção do perdão.

Alguns dos recursos são os mesmos sugeridos na fase de desabafo das negatividades, utilizados para construir conteúdos positivos.

* * *

O DIÁLOGO

O diálogo é o instrumento para reparar danos e refazer relações, desde o simples pedido de desculpas até o ato de recolocar a verdade pela conversa profunda e continuada. Ao empregá-lo, vamos restaurando os relacionamentos e reconquistando a paz interna perdida, por meio da reparação de dores perpetradas interna ou externamente.

* * *

A ESCRITA

Em idênticas circunstâncias, podemos usar a escrita – telegrama, bilhete, carta, e-mail, testamento, etc. como estratégia que melhor se adéqua a esta ou àquela situação que reclame amor para avançar ou concluir o autoperdão* e/ou o aloperdão*.

* * *

A PRECE

O pensamento e a vontade representam em nós um poder de ação que alcança muito além dos limites da nossa esfera corporal. A prece que façamos por outrem é um ato dessa vontade. Se for ardente e sincera, pode chamar, em auxílio daqueles por quem oramos, os bons espíritos, que lhes virão sugerir bons pensamentos e dar a força de que necessitem seu corpo e sua alma. Mas, ainda aqui, a prece do coração é tudo, a dos lábios nada vale.[89]

A prece é um meio poderosíssimo na articulação do perdão gerador de paz. Todavia, ***só tem efeito sobre o Espírito que se arrepende.***[90]

A prece é uma fonte fecunda de energia fluídica amorosa que se agencia em direção do(s) outro(s) com quem se encrencou, viabilizando idênticos benefícios para si mesmo. Sua ação não se limita a uma ação metafísica e mística; antes, implica uma atitude lúcida e consciente, que opera também consequências físicas, concretas, tangíveis, como bem esclarece o Espiritismo.[91]

Seja a oração por si mesma, seja como intercessão para quem se lesou, é extraordinária alavanca potencializadora dos objetivos do perdão, quando feita a partir do cristo interno que nos habita; portanto, sincera, ardente e humildemente. [92]

Em nível espiritual, atrai a assistência dos bons espíritos, bem como neutraliza a maldade dos espíritos desencarnados enredados no processo doloroso[93], sensibilizando-os para o bem.

---

89 O Livro dos Espíritos, comentário à questão 662.

90 O Livro dos Espíritos, questão 997.

91 O Evangelho segundo o Espiritismo, capítulo 27, item 9 até 15.

92 O Livro dos Espíritos, resposta às questões 621 e 658.

93 O Livro dos Espíritos, resposta à questão 660.

Quando se ora com freqüência, vai se diluindo a dureza interior do próprio coração, do mesmo modo que se vai impactando o(s) outro(s) e vencendo, com o passar do tempo, as resistências externas ao perdão.

Não foi sem razão que Jesus relacionou o perdão à oração, indicando-nos a terapia da prece no Sermão do Monte, ao dizer: ***"Pai ... perdoa-nos os nossos pecados, pois também (nós) mesmos perdoamos a todos que nos devem."***[94]

A MEDITAÇÃO E A VISUALIZAÇÃO[95]

> **Pergunta–** ***Em que consiste a adoração?***
> **Resposta–** ***Na elevação do pensamento a Deus. Deste, pela adoração, aproxima o homem a sua alma.***[96]

A meditação representa medida extremamente oportuna como um ato de adoração dentro do formato que os espíritos definiram a Allan Kardec.

A meditação pode ser vista como uma pessoa que faz da prece um ***estudo de si mesma,*** assim evitando as posturas daqueles que orando ***fecham os olhos para os seus próprios defeitos.***[97]

Por conseguinte, este recurso, bem utilizado, pode estar a serviço das descobertas dos pontos cegos* que nos fizeram falir na relação com alguém ou conosco mesmos. Desse modo, descobrimos a nossa parte sombra (imaturidade) que contribuiu para o nosso fracasso, saindo da vitimização na

---

[94] *O Novo Testamento,* Lucas capítulo 11, versículo 14.

[95] Vida: desafios e solução, capítulo 11.

[96] O Livro dos Espíritos, questão 649.

[97] O Livro dos Espíritos, resposta à questão 660ª.

qual tendemos a nos acomodar, ou da culpabilização exagerada em que nos fixamos neuroticamente; assumimos a nossa cota ativa ou passiva de responsabilidade no conflito que nos aprisionou.

Contudo, a meditação nestes moldes é de igual eficácia para proporcionar uma imersão na profundidade do nosso ser, conectando e fazendo vir à tona a luz, *a centelha etérea*, de que nos constituímos, tal como afirmaram os espíritos guias da Humanidade.[98] E, desse modo, identificando-nos com Deus, passamos a acionar o potencial agenciador do perdão por meio das virtudes que emergem da nossa claridade interna, faceando as sombras (remorsos, mágoas, inimizades, autopunição, vingança, etc.) para diluí-las, a fim de conquistar a iluminação impreterível.[99]

* * *

AS ATITUDES REPARADORAS

> *Pergunta– Já desde esta vida poderemos ir resgatando as nossas faltas?*
> *Resposta– Sim, reparando-as. (...) Só por meio do bem se repara o mal e a reparação nenhum mérito apresenta, se não atinge o homem nem no seu orgulho, nem nos seus interesses materiais. (...)*[100]
> Pergunta– *Em que se baseia a duração dos sofrimentos dos culpados?*

---

98 O Livro dos Espíritos, resposta à questão 88.

99 A Psicologia Transpessoal, II parte, capítulo 14.

100 O Livro dos Espíritos, questão 1000.

Resposta– (...) a duração e a natureza dos seus sofrimentos dependem do tempo que ele gaste para melhorar-se (...). São Luís[101]

As atitudes reparadoras são fundamentais, mormente quando se lida com culpas venenosas. Ao tempo em que se dão os passos já citados na liberação das negatividades, surge a imperiosa necessidade de ações que se contraponham àquelas que foram lesivas.

Efetivamente, cabe àquele ferido pelo remorso e/ou ódio de alguém que identifica quão negativas e adoecedoras são semelhantes emoções da alma, arrepender-se e perceber como está paralisado nestes sentimentos, e assim, avançar para o perdão.

Abrir espaços para concretizar novos comportamentos positivos restauradores da consciência lesada representa necessidade insubstituível e inadiável.

O trabalho reparador em relação àqueles a quem se feriu, quando acessíveis – ou a quem os represente psicoespiritualmente – é medida indispensável e inalienável para se pacificar a consciência culposa. O foco em atitudes restauradoras que irão abrandando o débito interior com que se sente onerado gera, com o passar do tempo, um indulto* interno caracterizando o autoperdão.

Por mecanismo similar, ao nos colocarmos no lugar do outro que nos ofendeu e aumentarmos a plataforma de amor mediante ações compassivas* com outras pessoas difíceis, amplia-se a cota interna de empatia* e tolerância, compreensão e indulgência e marchamos, indiretamente, para perdoar aque-

---

[101] O Livro dos Espíritos, questão 1004.

les aos quais demos permissão para nos ferir, liberando-nos de cristalizados rancores e ódios.

* * *

ATENDIMENTO PROFISSIONAL ESPECIALIZADO

Às vezes, atendimentos conduzidos por PROFISSIONAIS ESPECIALIZADOS são necessários. Dependendo da gravidade do processo de cada pessoa é preciso uma intervenção auxiliar de um profissional, sej

a do campo psicológico, por intermédio de um especialista da área psicoterapêutica, seja do setor médico, com o auxílio de remédios e/ou recursos terapêuticos específicos e adequados a cada indivíduo.

Igualmente, podem ser úteis terapêuticas outras[102], sob a condução de profissionais éticos e competentes, envolvendo a respiração, o corpo, a música, a Dinâmica dos Grupos, a arte, etc.

* * *

ATENDIMENTO ESPIRITUAL

O atendimento religioso espiritualizante é medida de excelentes resultados.

Qualquer religião pode ser recurso útil se consegue promover a reforma moral dos seus adeptos.

O Centro Espírita oferece abundante ajuda através das seguintes atividades:

102 Tormentos da Obsessão, capítulo Terapias enriquecedoras.

– "Reunião de Assistência Espiritual" constando do estudo do Evangelho Segundo o Espiritismo, acompanhado da fluidoterapia pelos passes e água magnetizada, e do atendimento fraterno pelo diálogo;

– "Reuniões Mediúnicas", mormente as de desobsessão, atendendo, em regime privado, as interferências espirituais perturbadoras;

– "Reuniões de Estudo do Espiritismo" através de palestras ou em grupo sistematicamente;

– Atividades do "Serviço de Assistência e Promoção Social";

– A Evangelhoterapia através das reuniões de estudo e vivência da moral cristã na Sociedade Espírita, bem como em família na intimidade do lar;

– etc.

* * *

A CARIDADE

> **Pergunta– Qual o verdadeiro sentido da palavra caridade, como a entendia Jesus?**
> **Resposta– Benevolência para com todos, indulgência para as imperfeições dos outros, perdão das ofensas.**[103]

A caridade nos enseja aumentar nosso repertório de virtudes, criando um ambiente para o perdão.

É um investimento do geral para o particular, da fraternidade global em direção à local; é um exercício de afetividade

[103] O Livro dos Espíritos questão 886.

pelos nossos irmãos em geral, rumo aos irmãos-inimigos (internos – algo dentro de mim; externos – alguém fora de mim).

Seja a caridade material, seja a moral, ambas sinergicamente nos inclinam a atualizar nosso potencial evolutivo, gabaritando o espírito para o enfrentamento das questões humanas mais complexas e, aparentemente, impossíveis de serem transpostas.

Apenas o amor na feição da caridade é capaz de determinar humildade e força suficientes para remover montanhas de mágoas e ódios, dolos e culpabilidades, abrindo campo para a reinstalação da felicidade pela reconexão com o Divino.

Pensando na caridade, podemos parafrasear Allan Kardec, afirmando que fora do perdão não há libertação.

O caminho do perdão

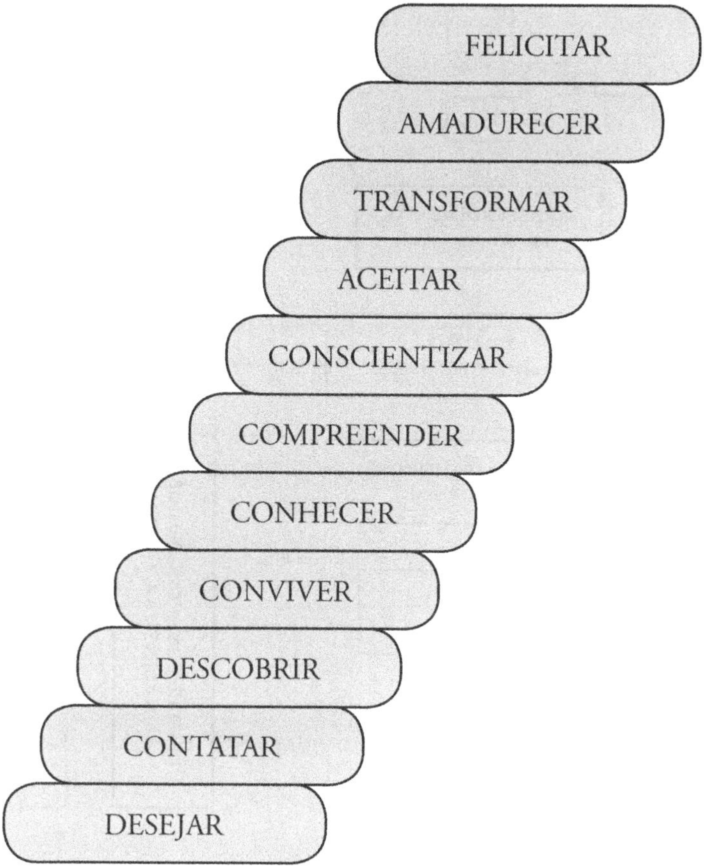

A Dinâmica da Culpa - Mágoa a partir do EU

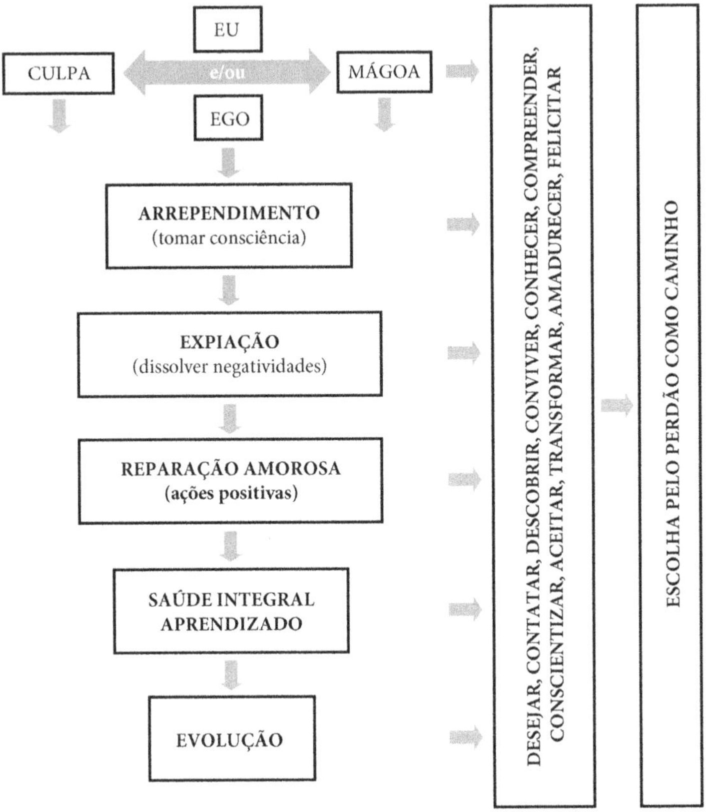

Observação: EU= Cristo Interno = Buda Interior = Átma = Self Transpessoal = Eu Superior, Eu Divino, etc.

GLOSSÁRIO

Abscesso ou abcesso – Formação e acumulação de pus numa cavidade do corpo, provocada por inflamação.

Agenesia – ausência ou atrofia de um órgão.

Aleatoriamente – que não segue regra fixa.

Aloperdão ou heteroperdão – perdão ao outro.

Altruísmo – dedicação desinteressada ao próximo; filantropia.

Amnésia – perda total ou parcial da memória.

Amotinado – rebelde, revoltoso.

Arbítrio – resolução, vontade, talante.

Arrefecer – esfriar.

Autoestima – capacidade de sentir a vida, estando de bem com ela. Confiança em nosso modo de pensar, enfrentar os problemas e sentir que se tem o direito de ser feliz.

Castração – comportamento que reprime a personalidade de outrem.

Catarse – Sentimento de alívio ao se trazerem à consciência sentimentos, traumas, etc.... que estavam reprimidos.

Cefaleia – dor de cabeça.

Césio – elemento isótopo radioativo.

Chacra – em sânscrito, "roda", "disco", "centro" ou "plexo" – cada um dos centros vitais por onde flui a energia divina nos diferentes corpos do ser humano. Chancela – aprovação ou aceitação.

Clemente – benevolente, indulgente.

Cognitivo – referente aos processos da mente envolvidos na percepção, na representação, no pensamento, nas associações e lembranças, na solução de problemas, etc.

Comiseração – compaixão pelos infortúnios alheios, misericórdia.

Compensação – em psicologia, mecanismo de defesa inconsciente, em que o indivíduo se compensa por alguma deficiência, pela imagem que tem de si mesmo, por meio de outro aspecto que o caracterize, e que ele então passa a considerar como um trunfo.

Compunção – sentimento de culpa e arrependimento por haver cometido algum mal ou pecado.

Concitar – incitar, instigar.

Congênito – que se manifesta desde o nascimento ou antes dele; inato.

Conivência – cumplicidade com faltas ou erros de outrem.

Conluio – combinação entre pessoas com o objetivo de lesar ou prejudicar alguém.

Conspurcar – tornar-se impuro; profanar-se; corromper-se.

Contêiner – Receptáculo de dimensões, materiais e formas diversas destinado a acondicionar mercadorias a serem nele conservadas ou transportadas em navios, trens, etc.; cofre de carga.

Contenda – discórdia, discussão.

Contumaz – que insiste ou persiste em algo; que é dado a agir com teimosia.

Cristalização – manutenção de um mesmo estado ou situação.

Cupidez – ambição, cobiça.

Deificador – que tem qualidades divinas.

Desiderato – coisa desejada.

Desoneração – desvencilhamento, desobrigação, desembaraçamento.

Devir – via a ser; tornar-se.

Dialética – tipo de lógica que interpreta os processos como oposição de forças que tendem a se resolver numa solução (síntese).

Distonia – distonia neurovegetativa: alteração no equilíbrio de funcionamento dos sistemas simpático e parassimpático.

Dolo – fraude, má-fé.

Ego – a parte central da personalidade de uma pessoa.

Egoicamente – de conformidade com o ego.

Egoísmo – tendência de se levar em conta exclusivamente os próprios interesses, esquecendo-se de considerar as necessidades e o bem dos outros.

Egolatria – adoração ao próprio eu.

Egotismo – hábito de falar ou escrever em excesso sobre si mesmo; hipertrofia artificial do ego.

Emancipar – tornar-se livre ou independente.

Empatia – experiência pela qual uma pessoa se identifica com outra, tendendo a compreender o que ela pensa e a sentir o que ela sente.

Ensejar – possibilitar.

Ensimesmar-se – absorver-se em si mesmo, sem interesse pelo que se encontra ao redor.

Epicentro – ponto central, núcleo de um acontecimento.

Equacionar – tratar um problema ou situação analiticamente, dispondo seus elementos de modo a poder operá-los na direção de uma solução.

Equivocamente – por equívoco, ambiguamente.

Escol – da melhor qualidade.

Esotérico – Diz-se de doutrina ou sistema de ideias baseados em conhecimentos de caráter sobrenatural ou ligados a ciências ocultas; ocultismo.

Excruciante – que é aflitivo, lancinante.

Exegese – explicação ou interpretação cuidadosa de algo; um texto; uma obra de arte; etc.

Facear – fazer face.

Feérico – deslumbrante, maravilhoso, fantástico.

Garimpar – procurar com empenho e de maneira minuciosa.

Higidez – estado saudável, sadio.

Historiografia – o trabalho de estudar e descrever a história, realizado pelo historiador.

Idealização – processo mental de exaltação do objeto do desejo com qualidades excepcionais tecidas pela imaginação do sujeito.

Ilicitude – ilegalidade.

Inalienável – que não pode tomar de alguém; intransferível.

Incongruente – que se mostra desprovido de lógica.

Incontinênti – de modo imediato, sem demora.

Indelével – que não se pode dar fim; indestrutível.

Indultar – oferecer perdão.

Indumentária – roupa

Insofismável – indiscutível, irrefutável.

Insone – que tem insônia; que não consegue dormir.

Lassidão – cansaço, fadiga, prostração.

Lato sensu – é uma expressão em latim que significa em sentido amplo.

Libelo – acusação por escrito; acusação.

Lume – fonte de luz, de claridade.

Magna – grande, importante.

Maiêutica – nome dado por Sócrates à sua dialética, como a arte de fazer o interlocutor descobrir as verdades que traz em si pelo processo de multiplicar as perguntas a fim de obter, por indução dos casos particulares e concretos, um conceito geral do objeto.

Máscara – comportamento fingido; falsa aparência.

Metaintenção – que está além da intenção.

Metaobjetivo – que está além do objetivo

Miasma – vapor ou emanação malcheirosa, exalada por matéria orgânica em decomposição.

Monturo – lugar onde se deposita lixo.

Mumificar – tornar-se semelhante a múmia.

Neurolinguística – campo de investigação da linguística que se interessa de maneira geral pela cognição humana nos seus aspectos socioculturais, neuropsicológicos, afetivos, biológicos, etc. e, de modo específico, pela linguagem e os processos afeitos a ela.

Ontofilogenético – evolução filogenética somada a ontogenética

Perene – eterno, duradouro.

Périplo – longa viagem.

Perispírito – envoltório fluídico que une corpo e espírito; corpo do espírito.

Plebiscito – consulta sobre alguma questão específica, em que o povo referenda sua opinião respondendo sim ou não.

Plutônio – elemento químico radioativo.

Ponto cego ou escotoma – em oftalmologia é um ponto na região do campo visual onde a imagem não se forma. A psicologia, por analogia, utiliza o termo para indicar algo não percebido pelo ser humano.

Prepotência – atitude de pretensa superioridade, arrogância.

Programação Neurolinguística – trata da estrutura da experiência humana subjetiva, de como organizamos o que vemos, ouvimos, sentimos e filtramos o mundo exterior através dos sentidos.

Projetar – mecanismo de defesa psicológica no qual características pessoais indesejáveis ou inaceitáveis são atribuídas a outras pessoas.

Protagonista – pessoa que desempenha ou ocupa o primeiro lugar em uma situação, em um ambiente, em um acontecimento.

Psicodinâmica – Parte da psicologia que trata dos efeitos dinâmicos dos fenômenos psíquicos, especialmente os que aparecem como reação inconsciente aos estímulos ambientais.

Psicopata – quem sofre de distúrbio psíquico caracterizado pela tendência a comportamentos violentos a antissociais e pela ausência de qualquer sentimento de culpa aos atos praticados; costuma mentir e manipular as pessoas. Uma das características marcantes da psicopatia é o egocentrismo extremo.

Quadrante – moeda romana utilizada na época, valendo aproximadamente um quarto de centavo.

Recalcitrante – teimoso, obstinado.

Reminiscência – lembrança; recordação.

Renitente – que não se conforma; que resiste teimosamente..

Script – texto de filme ou novela.

Sicário – assassino contratado.

Simbiose – associação de dois seres vivos em benefício mútuo.

Sincrônico – diz-se de fatos ou circunstancias que ocorrem exatamente ao mesmo tempo

Sinergeticamente – Ação combinada entre dois ou mais fatores que contribuem para o resultado final de um processo ou atuação.

Sinergismo – ação cooperativa de forças concorrentes, sendo o efeito resultante maior que a soma dos efeitos individuais.

Sociopata – pessoa que possui transtorno de personalidade caracterizado pelo comportamento impulsivo, desprezo por normas sociais e indiferença aos direitos e sentimentos dos outros. Tem aversão a sociedade.

Sofisma – argumento ou raciocínio aparentemente lógico, mas na verdade falso e enganoso.

Sombra, no sentido psicológico – é o centro do inconsciente pessoal, núcleo do material que foi reprimido da consciência; tendências, desejos, memórias e experiências que são rejeitadas pelo indivíduo.

Stricto sensu – expressão em latim que significa em sentido estrito.

Subpersonalidade – segundo o psicólogo italiano Roberto Assagiogli, as subpersonalidades são partes mais ou menos autônomas da personalidade total, cada qual com seus próprios desejos, necessidades e potencialidades. Em termos mais simples, as subpersonalidades são os diferentes lados ou facetas das pessoas.

Transcendente – que excede os limites normais; sublime.

Trans-humanização – "o homem continuando homem, mas transcendendo ao perceber novas possibilidades para sua natureza humana." (Julian Huxley)

Transmutação – transformação.

Trissomia – condição anormal de uma célula, caracterizada pela ocorrência de um cromossomo adicional, além do par de cromossomos homólogos normais, causando anomalias no homem, como por exemplo a Síndrome de Down.

Urânio – metal radioativo.

Utopia – ideal impossível de ser realizado.

Verdugo – algoz, carrasco.

Vitimado – que foi vítima de alguma coisa.

Zigoto – célula que se forma da fusão do gameta masculino (espermatozoide) com o gameta feminino (óvulo), dando origem ao feto; ovo.

REFERÊNCIAS BIBLIOGRÁFICAS

1. KARDEC, Allan. O Livro dos Espíritos. 7ª edição de bolso, FEB, Rio de Janeiro, 2002.

2. KARDEC, Allan. O Livro dos Médiuns. 80ª edição, FEB, Rio de Janeiro, 2010.

3. KARDEC, Allan. O Evangelho Segundo o Espiritismo. 109ª edição, FEB, Rio de Janeiro, 1994.

4. KARDEC, Allan. A Gênese. 24ª edição, FEB, Brasília, 1982.

5. KARDEC, Allan.O Céu e o Inferno. 43ª edição, FEB, Brasília, 1998.

6. *A Bíblia Sagrada*. Tradução de João Ferreira de Almeida, Sociedade Bíblica do Brasil, Rio de Janeiro.

7. *O Novo Testamento*. Tradução de Haroldo Dutra Dias, Edição do Conselho Espírita Nacional, Brasília, 2010.

8. Xavier, Francisco Cândido. O Consolador – pelo espírito Emmanuel. 20° edição, FEB, Rio de Janeiro, 1999.

9. FRANCO, Divaldo. Momentos de Meditação – pelo espírito Joanna de Ângelis, 1° edição, Livraria Espírita Alvorada Ed., Salvador, 1988.

10. FRANCO, Divaldo. Tormentos da Obsessão – pelo espírito Manoel Philomeno de Miranda, 4ª edição, Livraria Espírita Alvorada Ed., Salvador, 2001.

11. FRANCO, Divaldo. Vida: Desafios e Soluções – pelo espírito Joanna de Ângelis, Livraria Espírita Alvorada Ed., Salvador, 1997.

12. XAVIER, Francisco Cândido. Fonte Viva – pelo espírito Emmanuel,18ª edição, FEB, Rio de Janeiro, 1992.

13. CASARJIAN, Robin. O Livro do Perdão– o caminho para o coração tranquilo. 6ª edição, Rocco, Rio de Janeiro, 1997.

14. XAVIER, Francisco Cândido e VIEIRA, Waldo. Evolução em Dois Mundos – pelo espírito André Luiz, FEB, Rio de Janeiro, 2010.

15. FILHO, Alírio de Cerqueira. A Arte da Competência Essencial. Totalidade Ed., São Paulo, 2002.

16. SALDANHA, Vera. A Psicologia Transpessoal. Ed. Komedi, Campinas, 1997.

16. Wikipedia. In:

HTTP://pt.wikipedia.org/wiki/Wikipedia

17. Dicionário online Caldas Aulete in: HTTP://aulete.uol.com.br/site.php?mdl=aulete_digital

18. D'ACRI, Gladys, LIMA, Patrícia e ORGLER, Sheila (org.). Dicionário de Gestalt-terapia. Summus Editorial, São Paulo, 2007.

Made in the USA
Monee, IL
07 July 2026

56526074R10090